目录 CONTENTS

工作姿势图鉴 ……………………………………………… vi

坐在计算机前工作 ……………………………………………vi

升降桌前站立工作 ……………………………………………viii

开会 …………………………………………………………x

小憩 …………………………………………………………xi

第 1 章

肩颈不适 1

■ 常见症状 1　颈椎间盘突出.................................2

■ 常见症状 2　颈椎生理曲度变直 4

■ 常见症状 3　肩周炎（五十肩）.........................6

■ 常见症状 4　圆肩驼背 8

■ 常见症状 5　颈前伸 10

■ 常见症状 6　耸肩、高低肩.................................12

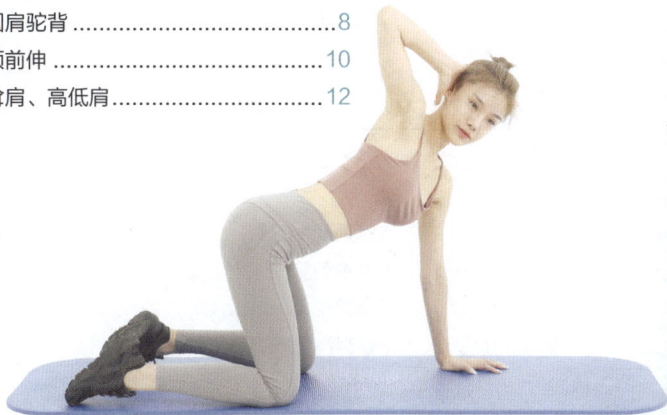

第 2 章

手臂、肘部、腕部不适 15

- 常见症状 7　腕管综合征（鼠标手）........16
- 常见症状 8　腱鞘炎（键盘手）..............18
- 常见症状 9　肘管综合征.........................20
- 常见症状 10　手臂酸痛.........................22
- 常见症状 11　网球肘 24
- 常见症状 12　腱鞘囊肿 26

第 3 章

腰背部不适 29

- 常见症状 13　腰椎间盘突出...................30
- 常见症状 14　强直性脊柱炎....................32
- 常见症状 15　脊柱侧弯 34
- 常见症状 16　慢性腰肌劳损...................36

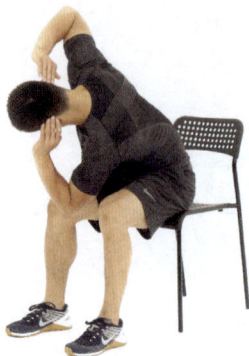

第 4 章

髋关节、骨盆、臀部、下肢不适 39

- 常见症状 17　骨盆前倾 40
- 常见症状 18　慢性前列腺炎.........................42
- 常见症状 19　坐骨神经痛.............................44
- 常见症状 20　下肢静脉血栓..........................46

健康·家庭·新生活

程序员专属！

告别**慢性劳损**的健康手册

付天天　　徐建方

编著

人民邮电出版社
北京

图书在版编目（CIP）数据

程序员专属！告别慢性劳损的健康手册 / 付天天，徐建方编著. -- 北京 : 人民邮电出版社，2025.

ISBN 978-7-115-65379-6

Ⅰ. R641-62

中国国家版本馆 CIP 数据核字第 2024TS6073 号

免 责 声 明

内 容 提 要

由于经常久坐，大多数程序员深受圆肩驼背、骨盆前倾、脊柱侧弯、手臂酸痛、腰背疼痛等慢性劳损问题的困扰。本书针对程序员不同身体部位常见的慢性劳损问题，分析了其形成原因，讲解了其主要症状和预防措施，并提供了针对性的运动改善方案。此外，本书针对运动改善方案中的锻炼动作，就其动作步骤、锻炼益处、注意事项和易出现错误进行了详细讲解。本书适合程序员阅读，对于经常久坐、缺乏运动的人群也具有参考价值。

◆ 编　著　付天天　徐建方
　责任编辑　刘　蕊
　责任印制　彭志环
◆ 人民邮电出版社出版发行　　北京市丰台区成寿寺路 11 号
　邮编　100164　电子邮件　315@ptpress.com.cn
　网址　https://www.ptpress.com.cn
　北京盛通印刷股份有限公司印刷
◆ 开本：787×1092　1/32
　印张：6　　　　　　　　　　2025 年 5 月第 1 版
　字数：253 千字　　　　　　2025 年 5 月北京第 1 次印刷

定价：42.00 元

读者服务热线：(010)81055296　印装质量热线：(010)81055316
反盗版热线：(010)81055315

第 5 章

改善练习 ···············49

- 肩颈练习·················50
- 胸背练习·················81
- 上肢练习·················97
- 核心练习·················111
- 下肢练习·················133
- 全身练习·················145

第 6 章

运动方案 ···············163

- 运动方案1　工作一段时间后，不妨拉伸一下肩颈、腰背肌肉 ···············164
- 运动方案2　起身泡完茶水，别忘了拉伸手指、手臂、手腕肌肉 ···············166
- 运动方案3　每周都要安排改善心肺功能的练习···············168
- 运动方案4　睡前做全身拉伸操 ···············170

第 7 章

日常生活姿势图鉴·····173

- 开车·················174
- 背包、搬重物·················176
- 看手机·················178
- 睡觉·················179

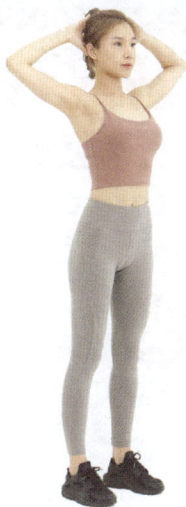

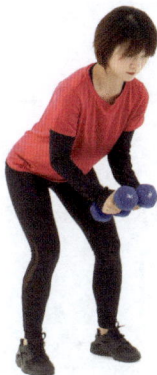

工作姿势图鉴

坐在计算机前工作

程序员多在办公桌前工作，保持正确的工作姿势不仅能缓解久坐带来的疲惫感，还能促进身体放松，进而提升工作效率。

❌ 错误坐姿

头前伸、弯腰、驼背，会导致眼睛离计算机屏幕太近，这些都是不健康的坐姿。

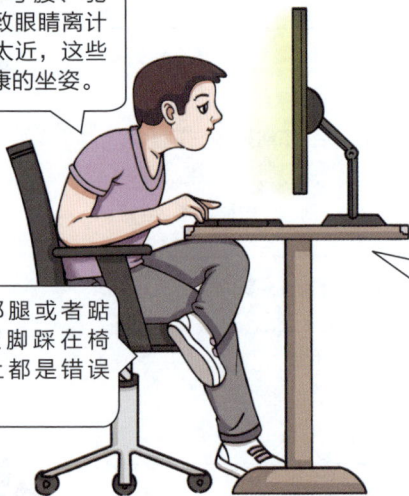

双臂放在椅子扶手上，手握鼠标时手与前臂不在一条直线上，这些都是错误姿势。

跷二郎腿或者踮脚，双脚踩在椅子腿上都是错误坐姿。

其他错误坐姿

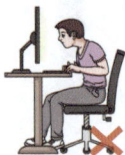
头前伸坐姿

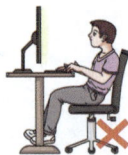
摊背坐姿

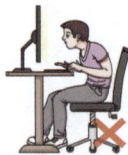
驼背坐姿

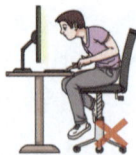
弯腰驼背坐姿

✅ 正确坐姿

眼睛距离屏幕40~50厘米，屏幕中心在视线下10~20度。

双臂放松，肩膀自然放平，腕部与前臂在同一水平线上。

前臂与上臂约呈90度。

靠背弧度要使腰部得以支撑。

大腿紧贴椅面，小腿与大腿约呈90度。

脚掌平放在地面上或放在脚踏板上。

使用可调节的座椅，并将椅子调到合适的高度。

给上班族的建议

● 使用1小时计算机休息15分钟左右。

● 适当做一些室内运动。

● 采取正确的坐姿。

● 调整好计算机屏幕的角度和椅子的高度。

● 多吃富含维生素的食物。

升降桌前站立工作

升降桌前站立工作是程序员工作的一种状态，是坐姿工作状态的一种补充。升降桌前站立工作时也要注意采取正确的工作姿势。

❌ 错误姿势

升降桌高度过低，会出现低头动作，使颈椎过度受力。

头前倾或颈前倾的不良身体姿势。

升降桌高度过高，会导致前臂与上臂的角度小于90度。

双膝若保持伸直，会导致大腿前部肌肉过度紧张。

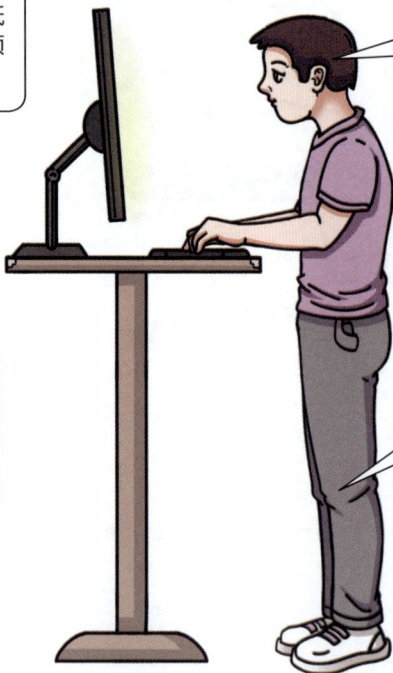

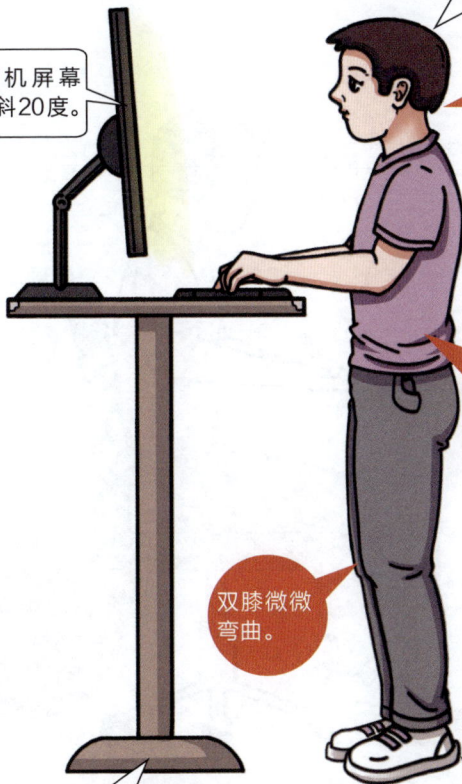

正确姿势

调整计算机屏幕位置使其处于或低于视线水平。双眼距离计算机屏幕50~70厘米。

计算机屏幕应倾斜20度。

双耳耳垂与肩膀在同一垂线上，双肩放松。

腕部和肘部在同一水平线上，并且腕部、前臂与上臂保持90~100度夹角。

双膝微微弯曲。

选择合适的升降桌尺寸，将计算机、键盘、鼠标均放在升降桌上。

双脚与肩同宽，身体重力均匀分配在双脚上。

开会是程序员日常工作中的一部分，开会时，注意自己的姿势，减轻身体负担，使身体得到放松。

✅ **正确姿势**

头、颈最好保持直立，尽量朝正前方，和躯干在一条直线上。

前臂、腕和手应尽量保持在一条直线上。

腕关节和手要伸直，不弯曲，不向小指的方向倾斜。

大腿要与地面平行。

躯干应与地面垂直，可以靠在椅背上，但不要弯腰。

脚平放在地面上，或放在脚踏板上。

注意事项

开会的坐姿中，不要出现以下情况。

（1）腰部紧贴椅背，而胸部以上向前倾。

（2）背部靠在椅背上，腰部悬空，颈部向前倾。

（3）整个背部远离座椅靠背。

工作间隙，正确的小憩姿势，会加快恢复精力和体力，提高工作效率。

✓ 正确姿势

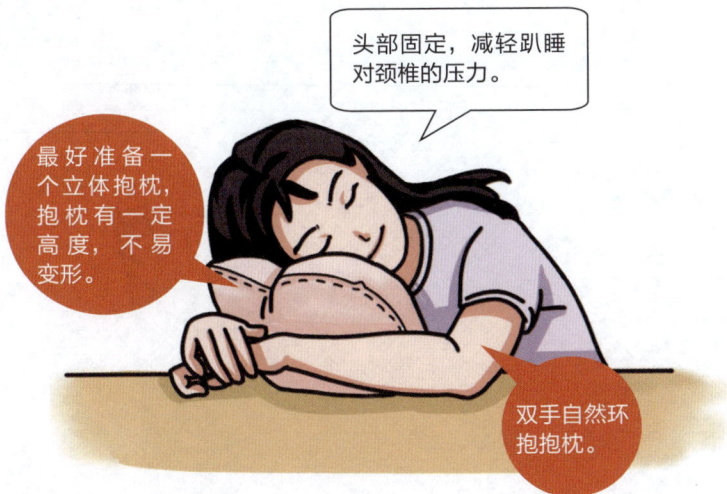

头部固定，减轻趴睡对颈椎的压力。

最好准备一个立体抱枕，抱枕有一定高度，不易变形。

双手自然环抱抱枕。

小憩建议

如果不能平躺，尽量选择使用支持后靠或后仰的办公椅，或者使用腰垫、颈垫或U型枕承重，双腿自然放松，双臂置于扶手上，上身尽量挺直，同时最好使用脚托或垫高双脚。

注意事项

趴着睡时，不要出现以下坐姿。

（1）压着一侧或双侧手臂，歪着头、扭曲着腰趴在桌子上。

（2）用手或手臂垫着额头，使颈部肌肉过度疲劳，久而久之造成劳损。

第 1 章

肩颈不适

肩颈问题几乎是程序员中的一种通病。了解肩颈痛的原因，是进行自我保健的关键。本章内容以简洁生动的方式，展示了肩颈问题常见的症状、原因以及相关生理结构，并指出了对应的运动指导。

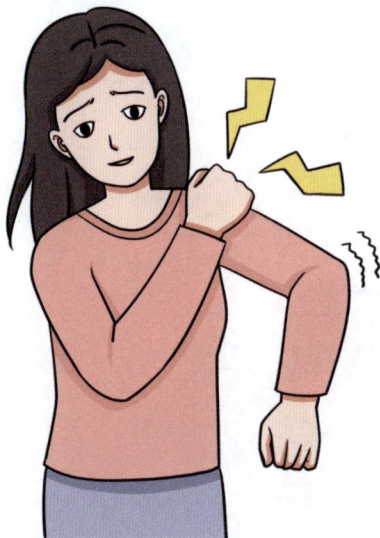

颈椎间盘突出

自我诊断检查

- 若进行较剧烈的运动，不适感明显或加重。

- 抚摸颈椎的位置，有一些骨骼向外凸出的情况。

- 日常生活中，有颈痛、活动受限，且疼痛可放射至肩部或颈部，一侧上肢有疼痛或麻木感，或者出现四肢不完全性或完全性瘫痪，以及大小便异常，同时伴有四肢腱反射亢进。

- 他人协助进行Jackson压头试验：取端坐位，他人双手重叠放于其头顶，向下施压；如出现颈痛或上肢放射痛即为阳性，多见于颈椎间盘突出。

相关示意图

颈椎间盘突出

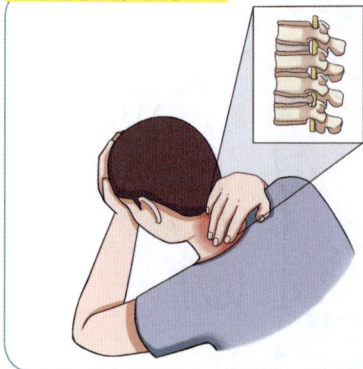

- ☑ 颈部疼痛
- ☑ 活动受限
- ☑ 手麻，手无力
- ☑ 走路不稳

问题解说

常见原因

- 常见于低头工作时间长的青壮男性和老年人群体，多发于30~50岁；另外，随年龄增长，颈椎间盘出现退行性病变，如生理性韧带松弛。
- 因坐姿不当（特别是长期伏案工作者）、长期低头、颈椎受凉、颈椎意外损伤以及吸烟对血管和神经的刺激等外在原因，颈椎间盘突出。
- 不良睡眠、枕头高度不当或垫的部位不当，并且反复落枕而引起颈椎间盘突出。

预防措施

- 端正坐姿，避免长时间低头工作、看书；改变不良的生活方式和工作方式，多运动、锻炼。
- 日常多注意休息，避免颈部劳累；睡觉时，避免使用过高的枕头。
- 在空调房或气温下降时，应注意避免颈椎受凉，可穿高领衣服、佩戴护颈带或围巾，注意颈部保暖。

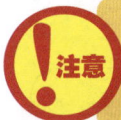

！注意 颈椎间盘突出严重者伴有颈部放射性疼痛、手臂麻木、疼痛、眩晕等症状，以及无力、行走困难、心悸等表现。若有以上严重情况，请前往医院就诊检查。

运动指导

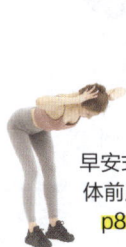

早安式－体前屈 / **p81**

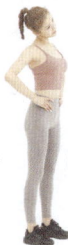

颈部旋转运动 / **p50**

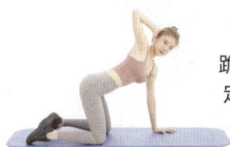

跪姿－胸椎稳定运动 / **p83**

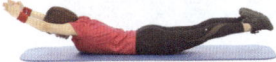

俯卧超人训练 / **p111**

3

颈椎生理曲度变直

自我诊断检查

- 自己触摸颈椎或他人帮忙检查：从第一颈椎到第七颈椎，若颈椎生理曲度正常，是摸不到第三颈椎的；若颈椎生理曲度变直，是可以摸到第三颈椎的。
- 颈部疼痛和颈部活动受限明显。
- 颈椎前屈小于20度，侧屈困难，后仰小于20度。
- X片显示颈椎生理曲度变直。

相关示意图

曲度正常

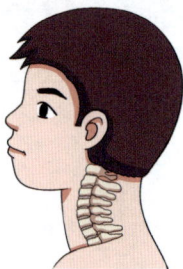

有向前的弧度，弹性好，减轻震动对大脑的影响

曲度变直

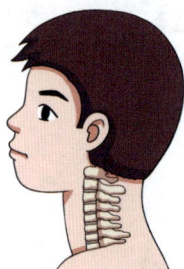

颈椎变直，弹性差。

问题解说

常见原因

- 长期存在不良姿势，特别是长期伏案工作、使用计算机时间过长等。
- 颈部遭受外伤、撞击，身体活动存在障碍。

预防措施

- 矫正不良工作姿势，避免长时间低头。
- 矫正睡姿，可使用乳胶枕以免颈椎生理曲度进一步变直。
- 避免剧烈运动，注意休息。防止外伤、落枕，以免损伤颈椎韧带，破坏颈椎稳定性。
- 加强颈部锻炼，预防颈椎生理曲度变直。

> **注意** 若出现四肢无力、麻木、恶心等症状时，应及时就医；若有持续不能缓解的肌肉酸痛、头晕、头痛、四肢无力、呕吐、脚踩棉花感等症状时，需及时就诊检查；若通过练习不能改善，甚至加重，应立即停止练习，及时就医。

运动指导

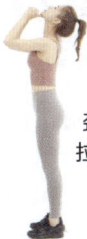

颈部前侧拉伸 / p51

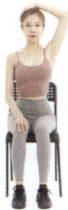

颈部后侧拉伸 / p53

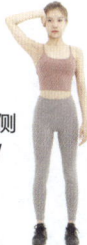

颈部四方向静推 / p55

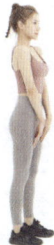

肩部画圈 / p56

肩周炎（五十肩）

自我诊断检查

- 手臂外展、内收时感到非常吃力。
- 若肩部已经出现不适，且病程时间长、疼痛范围大，可能牵涉上臂中段，同时肩关节活动范围明显受到限制。
- 勉强增大活动范围会引起剧烈疼痛，严重时不能梳头发和反手触摸背部。
- 夜间因翻身时移动肩部而疼醒。
- 夜间疼痛逐渐加重，肩关节活动功能受限且日益加重，达到某种程度后逐渐缓解。
- 肩周炎严重者，出现肌肉僵硬、关节僵直等。
- 肩关节有广泛压痛，并向颈部及肘部放射，甚至出现不同程度的三角肌萎缩。

相关示意图

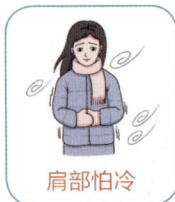 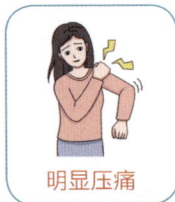 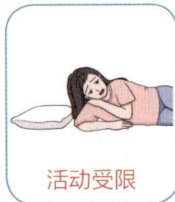 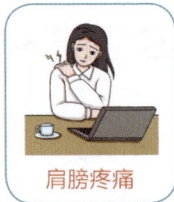

肩部怕冷　　　明显压痛　　　活动受限　　　肩膀疼痛

问题解说

常见原因

- 肩部过度劳累、劳损、受凉或外伤导致肩部肌肉发生粘连，影响肩关节活动。

● 长期过度活动、不良姿势等产生的慢性损伤。

● 肩部急性挫伤、牵拉伤后治疗不当；上肢外伤后肩部固定时间过长、肩周组织出现继发粘连、萎缩。

预防措施

● 避免过度劳累、劳损，受凉等；注意肩部保暖，可用热水袋或是热帖隔衣服贴在患处，覆盖整个肩部。

● 进行主动和被动的功能锻炼，恢复肩关节的正常功能。

● 纠正不良姿势，避免一个姿势维持过长时间，每隔一段时间进行适当休息。

● 规律作息，不熬夜，进行适度锻炼。

● 急性期过后，无论病程长短、症状轻重，均应每天进行肩关节的屈伸、旋转、内收外展等主动活动动作，以不加重夜间疼痛为限。

! 注意 若出现关节疼痛剧烈，以及抬起手臂、脱衣、梳头等简单活动都受到明显影响甚至无法进行时，及时就医。若通过练习动作不能改善，甚至加重，应立即停止练习，及时就医。

运动指导

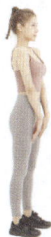
肩部画圈 / p56

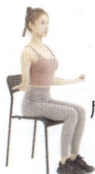
坐姿-肩外旋 / p57

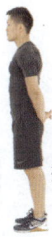
肩部拉伸 / p59

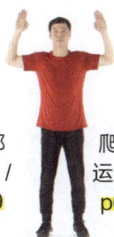
爬墙运动 / p61

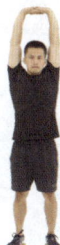
站姿-手臂上举拉伸 / p102

圆肩驼背

自我诊断检查

- 自然站立，双臂下垂，目视前方，从侧面看，耳垂、肩峰、股骨头（或臀部的后下方）、膝关节、脚踝不在一条直线上。

- 双脚并拢，自然站立，双手自然放在身体两侧，中指无法压在裤线上。

- 看上去很瘦，但侧面看上背部很厚。

- 找一面墙，放松站立，背部与后脑勺能贴在墙壁上即为正常；若背部能贴到墙，而后脑勺不能贴到墙，则说明存在圆肩驼背。

- 观察手部虎口的位置，若虎口朝里、手肘部往外，说明有圆肩的可能，并伴随驼背。

相关示意图

正常体态

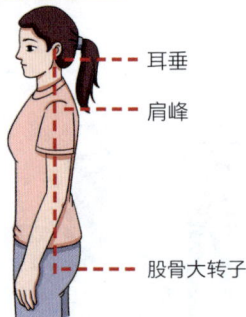

—— 耳垂

—— 肩峰

—— 股骨大转子

圆肩驼背

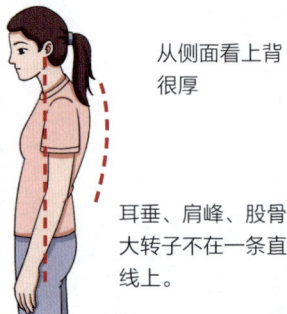

从侧面看上背很厚

耳垂、肩峰、股骨大转子不在一条直线上。

问题解说

常见原因

● 圆肩驼背的主要原因或相关生理结构是胸大肌、上斜方肌、肩胛提肌过度紧张；颈部深屈肌、下斜方肌、前锯肌、菱形肌无力或薄弱。

● 在程序员人群中，因长期伏案工作，并且在无意识情况下形成了驼背、耸肩、头前伸等不良习惯。

● 绝大部分的驼背均是由长期姿势异常导致的肌力不平衡引起的，从侧面看，躯干向前弯曲导致驼背；从正面看，肩膀内扣导致圆肩，使得胸部肌肉和上背部肌肉变得紧张，肌肉正常收缩和舒张的能力下降。

预防措施

● 坐在计算机前办公时，保持正确的坐姿。

● 用笔记本计算机办公时，最好使用可调节的桌子或桌面增高架，或是用一摞书将笔记本计算机垫起来，使得屏幕上缘在眼睛下方。

● 连续使用计算机1小时左右时，做一些简单的颈部、胸部、背部拉伸动作。

!注意 若圆肩驼背导致肩部和颈部疼痛、僵硬，导致头疼、手臂麻木、呼吸不顺畅等情况，适当减少练习次数；若症状依旧明显或不能缓解，需及时就医。

运动指导

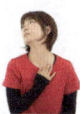

拉伸胸锁乳突肌 / p63　　拉伸斜方肌 / p64　　拉伸胸部肌肉 / p85　　哑铃俯身飞鸟 / p86　　泡沫轴－伸展胸椎 / p88

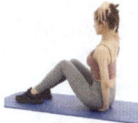

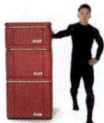

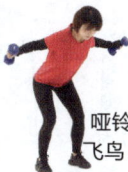

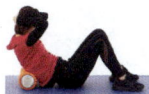

颈前伸

自我诊断检查

- 自我检测：找到一面墙，双脚并拢，背贴着墙壁站好，全身放松，然后把两个手指放在后脑勺的位置。如果两个手指完全可以塞进后脑勺和墙壁之间，而且有很多的空余，那就可以判定为颈前倾。

- 他人帮忙检查：被观察者自然站立，双腿并拢，让他人从侧面看耳垂是否和肩膀保持在一条直线上。如果耳垂在肩膀的前方，那就可以判定为颈前倾。

相关示意图

颈前伸

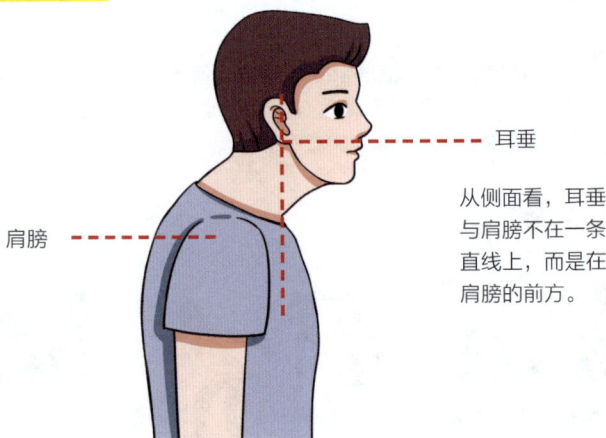

耳垂

从侧面看，耳垂与肩膀不在一条直线上，而是在肩膀的前方。

肩膀

问题解说 ▶

常见原因

● 头的前伸姿势，头部、颈部肌肉处于异常张力下，易出现肩颈不适问题。

● 长时间低头，久坐不动，使颈前伸。

● 喜欢瘫坐姿势的一类人，会使肌肉产生记忆，造成头颈部前伸。

预防措施

● 日常生活、工作中，应端正坐姿和站姿。

● 若是驼背导致的颈前伸，应积极进行背部肌肉、颈部肌肉力量练习，对颈椎起到牵拉的作用，进而矫正颈前伸。

● 当背部、颈部感到疲劳时，可以在硬板床或平铺瑜伽垫在地面上，去掉枕头，使脊柱形态得以矫正。

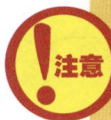

> **!注意** 若颈前伸严重的话，颈椎生理曲度改变会使颈椎压力过大，颈部后侧肌肉变得紧张，久而久之颈椎会变形，甚至影响大脑的血液供应，出现头晕、头疼，颈椎的变形会压迫神经，从而引起手臂麻木。若通过建议练习动作没有改善，甚至加重，需及时就医。

运动指导 ▶

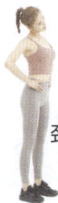

颈部旋转运动 / **p50**　俯卧超人训练 / **p111**　颈部前伸后缩运动 / **p66**　颈屈肌激活 / **p145**　下犬式拉伸 / **p146**

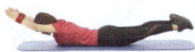

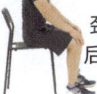

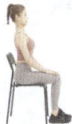

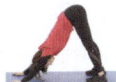

耸肩、高低肩

自我诊断检查

- 耸肩，他人协助观察：自然站立/坐在椅子（没有扶手的椅子，且双臂自然伸直置于身体两侧）上，颈部、双侧上肢保持不动，如果双侧肩部有明显上提状况，即肩胛骨上提，并伴有内收、内旋的趋势/状态/活动，这可能是耸肩。

- 高低肩，自照镜子检查：脱去上衣，放松双肩，自然站立，并观察镜子中自己的肩膀是否存在一高一低的现象。若发现肩膀不在同一水平线上，可能存在高低肩。

- 高低肩，他人协助观察：同样脱去上衣，放松双肩，自然站立，他人在背后观察其双肩的肩胛下角是否存在一高一低的现象。若发现双肩的肩胛下角不在同一水平线上，可能存在高低肩。

相关示意图

耸肩

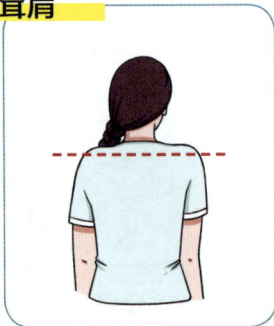

高低肩

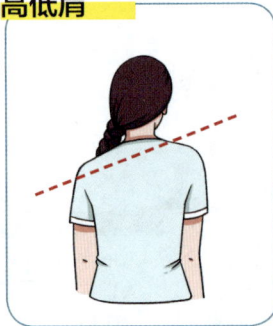

问题解说 ▶

常见原因

- 由于肩部肌肉持续紧张，肩部肌肉受凉、过度劳累，或因颈部的其他原因，会持续使一侧或双侧肩部肌肉紧张，进而出现耸肩的现象。

- 经常伏案工作、背单肩包、跷二郎腿，以及坐姿不良导致脊柱侧弯、骨盆不正等情况，会出现高低肩的情况。

- 脊柱侧弯导致肩部高低不平，出现高低肩的情况。

预防措施

- 尽量不背单肩包，若背单肩包，应调整肩带斜挎背包。

- 端正坐姿，不斜坐，保证身体两边肌肉的松紧度相同；避免长时间伏案工作。

- 日常走路时，要端正走姿，可轻微抬高较低的一侧肩。

> ⚠ **注意** 若病情较重或先天发育畸形，需要到脊柱外科进行手术矫形治疗。若通过建议练习动作没有改善，甚至加重，需及时就医。

运动指导 ▶

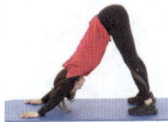

下犬式拉伸 / **p146**

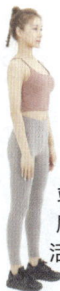

站姿 - 肩部激活 / **p67**

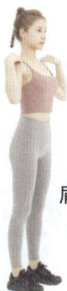

肩部向前环绕 / **p69**

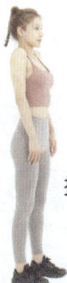

提肩 / **p71**

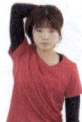

肩胛提肌拉伸训练 / **p72**

第 2 章

手臂、肘部、腕部不适

手臂、肘部、腕部不适在程序员中普遍存在，这是由程序员长期用计算机工作的特点决定的。找到手臂、肘部、腕部不适的原因，是程序员进行自我保健的关键。本章内容以简洁生动的方式，展示了手臂、肘部、腕部不适常见的症状、原因以及相关生理结构，并指出了对应的运动指导。

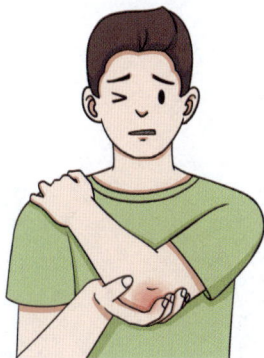

腕管综合征（鼠标手）

自我诊断检查

- 手部、前臂和肘部出现僵直、酸痛、刺痛、麻木。

- 手部各部位协同工作能力降低。

- 夜间疼痛，可延至手臂、上背、肩部、颈部。

- 手部遇冷水时，不适感明显或加重。

- 拇指、食指、中指、无名指桡侧（拇指一侧）有麻木感，严重时可出现夜间麻醒或使用计算机、电话或骑车数分钟内出现麻木。

- Tinel征：沿正中神经走行从前臂向远端叩击，若在腕管区域叩击时出现正中神经支配区域麻木，为Tinel征阳性。

- Phalen试验：手腕保持于最大屈曲位，如果60秒内出现桡侧的三个手指麻木，则为阳性。

- 正中神经压迫试验（Phalen's test）：检查者用一侧手的拇指压迫另一侧手的腕管部位，如果30秒内出现正中神经支配区域皮肤的麻木不适为阳性。

相关示意图

腕管综合征

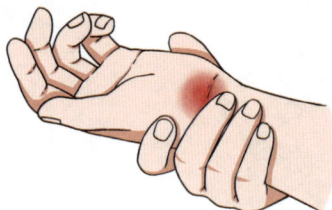

☑ 疼痛　☑ 麻木　☑ 运动障碍

问题解说

常见原因

- 主要症状是在手桡侧（即拇指一侧），人们在工作或生活中长期使用鼠标，使腕部正中神经受到挤压，导致食指和中指僵硬疼痛、麻木与拇指肌肉无力。

- 因腕关节频繁和过度的活动，腕横韧带增生，导致腕部肌肉或关节的麻痹肿胀、疼痛痉挛，压迫了腕管内神经或血管。

预防措施

- 正确使用键盘和鼠标，键盘和鼠标的高度低于坐位时肘部的高度，距离身体不要太远，能减少操作计算机时对腱鞘及手腕等的损伤。

- 使用鼠标时手臂不要悬空，敲打键盘按键时要力度适中。移动鼠标时不要用腕力而尽量靠臂力，减少手腕的受力。

- 选用弯曲度大且接触面比较宽的鼠标，分散受力。于手腕处放置鼠标腕垫。

- 避免长时间、反复地处于同一种状态。多做一些手部运动，如握拳、伸展手指等，有助于提高手部的协调性。温水泡手，缓解不适症状。

!注意 若通过建议练习动作不能缓解不适，甚至加重，须立即停止，前往医院就诊检查。若出现练习效果不佳、肿胀和卡压持续恶化循环等情况，前往医院就诊检查。

运动指导

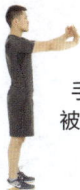

手腕屈伸 – 被动拉伸训练 / p103

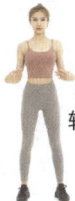

手腕旋转 / p97

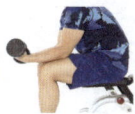

哑铃 – 双侧屈伸腕练习 / p98

腱鞘炎（键盘手）

自我诊断检查

- 拇指屈向掌心，用其余四指用力握住拇指握成拳，竖起拳头，手臂伸直，然后最大限度向下弯曲手腕，持续5秒，若手腕处产生剧痛，则可能患有腱鞘炎。

- 桡骨茎突腱鞘炎：用拇指触摸桡骨茎突，观察是否有硬性突起、结节以及屈伸拇指、伸手腕时是否出现痛性结节；如果疼痛加重，且触摸到明显的痛性结节，则为桡骨茎突腱鞘炎。（注：拇指侧的手腕是桡骨，此部位突出的骨头称为桡骨茎突，即顺着拇指背侧向手腕处滑动所触摸到的突起）。

- 指屈肌腱腱鞘炎：病变在拇指的掌侧或掌横纹，如果触摸此疼痛部位，使手指做屈伸活动，则会摸到痛性的结节，并且随着手指的活动，患者可感觉到肌腱通过痛性的结节。

相关示意图

腱鞘炎

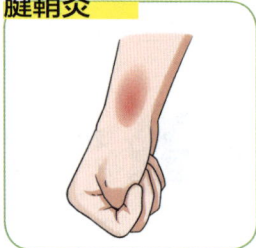

问题解说

常见原因

- 经常使用键盘、鼠标或手机，导致手腕长期劳损引发肌腱腱鞘炎。

- 长期敲击键盘使手指肌腱在腱鞘内来回移动，肌腱与腱鞘之间不断摩擦，而摩擦过度可能导致腱鞘炎，出现红肿热痛等症状。

- 使用手机玩游戏、"刷"视频和微博等，大拇指经常性地划动屏幕，而且惯用同一只手。久而久之，拇指肌腱和腱鞘也可能会摩擦过度导致腱鞘发炎。

预防措施

- 避免疲劳。
- 避免长时间、反复地处于同一状态，应及时调整姿势并进行活动；多握拳、捏指，工作或上网一小时左右，需站起来活动手指手腕。
- 使用计算机时，键盘和鼠标的高度最好低于坐着时的肘部高度，这样有利于减少操作计算机时对腰背、颈部肌肉和手腕腱鞘等部位的损伤。
- 使用鼠标、键盘时，手臂不要悬空，不要用力敲打，以减轻手腕压力；移动鼠标时不要用腕力，尽量靠臂力，以减少手腕受力。

！注意 若不适位置出现明显的疼痛或屈伸障碍，如手指肌腱的腱鞘出现硬结、屈伸拇指时有"咔哒"响声等，且在进行建议练习动作之后无明显改善，甚至有加重的现象，需立即停止练习，前往医院就诊检查。

运动指导

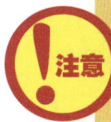
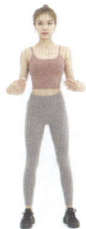
手腕
旋转 /
p97

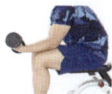
哑铃－双侧
屈伸腕练习
/ **p98**

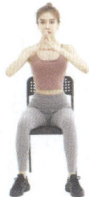
手指对
抗伸展 /
p100

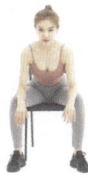
手指
舒展 /
p101

肘管综合征

自我诊断检查

- 小指和无名指感觉异常，且持续3个月以上，可能伴有手指骨之间肌肉力量减弱，甚至肌肉萎缩。
- 小指指腹麻木、不适。
- 有时写字、用筷子动作不灵活。
- 若上述不适症状已持续一段时间，且小指不能完全伸直，不能进行正常的并指分指动作，尤其是不能握笔、拿筷子、吃饭等。
- 屈肘试验：上肢自然下垂，患侧前臂屈曲120度，持续3分钟左右，若出现手臂尺侧感觉异常者则可能患有肘管综合征。（注：手臂尺侧为掌心向前时，靠近身体的一侧手臂）

相关示意图

肘管综合征

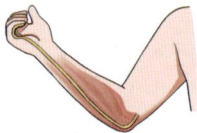

☑ 尺神经受损

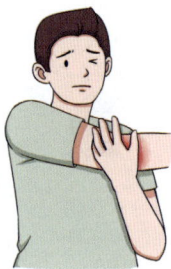

☑ 小指无力

☑ 感觉麻木

☑ 肌肉萎缩

问题解说

常见原因

- 常见于男性；尺神经半脱位、手臂肌肉炎症等原因引起肘部尺神经受到摩擦和碰撞，从而导致尺神经支配区域感觉异常、手部肌力下降等。

- 长期屈肘工作或肘部受过外伤，可能诱发肘管综合征。

预防措施

- 坚持每天用热水袋局部热敷肘部内侧（注意不要热敷手指和手腕）。

- 养成良好的睡眠习惯，避免肘部长时间受压，尤其在单位午休时，不要枕着手臂或压着手臂睡觉。

- 长时间伏案工作者，使用软垫保护肘部，减轻对肘管的刺激；工作一段时间后，要活动肘部。

- 根据自己的坐姿和身高调整工作台和键盘的高度，以不让肘部屈曲超过 90 度为宜。

！注意　若肘部长期受到慢性压力、损伤，会发生慢性炎症，应及时前往医院就诊；若进行建议练习动作之后无明显改善，甚至加重，需停止练习，前往医院就诊检查。

运动指导

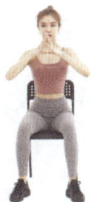
手指对抗伸展 / **p100**

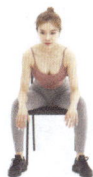
手指舒展 / **p101**

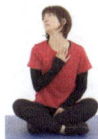
拉伸胸锁乳突肌 / **p63**

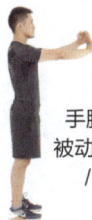
手腕屈伸 – 被动拉伸训练 / **p103**

手臂酸痛

自我诊断检查

- 颈部不适，如颈椎病或颈椎间盘突出等。
- 近期肌肉过度疲劳或受凉。
- 过度使用手腕。
- 有手臂损伤的既往病史。
- 手臂部位神经、肌肉、关节出现疼痛、酸胀、无力等症状。
- 休息或拉伸放松后可轻度缓解症状，但过度疲劳后又出现此症状。

相关示意图

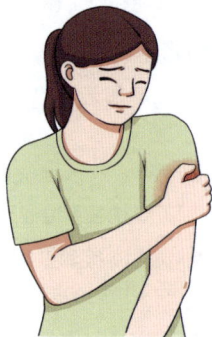

问题解说

常见原因

- 无菌性炎症：手臂的肌肉软组织出现、无菌性炎症，导致局部肌肉软组织出现酸痛感。
- 肌腱炎：过度使用手腕导致手臂肌腱炎，如肱骨外上髁炎、肱骨内上髁炎，即由于支配手腕伸展和屈曲的肌肉过度疲劳或牵拉，引发肌腱炎，引起手臂酸痛。
- 神经受压：可能是颈椎病导致支配手臂的肌肉神经受压引起手臂酸痛。

预防措施

- 注意睡觉姿势，避免压着手臂。
- 若过度使用手臂，可进行局部热敷、休息；避免受凉，天气变冷或开空调时，应着长袖衣服保暖。
- 保护颈椎，预防颈椎病的发生，可通过拉伸、功能锻炼、按摩、颈椎牵引等缓解疼痛。
- 日常生活、工作或运动中，避免外力损伤，不过度运动。若手臂已损伤，需养好，避免加重酸痛感，甚至拉伤。

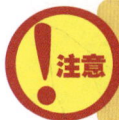 **注意** 若有不明原因的手臂酸痛，应就医检查，明确病因。若进行建议练习动作不能缓解疼痛，甚至加重疼痛，需停止练习，及时就医。

运动指导

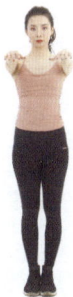 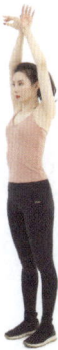 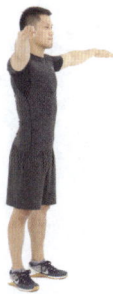 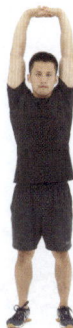

徒手平举 / p78　手臂起落 / p79　　手臂画圈 / p80　　站姿 - 手臂上举拉伸 / p102

网球肘

自我诊断检查

- 在肘关节外侧感到酸痛、肘关节外上方活动疼痛，疼痛向上或向下放射，感觉酸胀不适，不愿活动，甚至在伸手臂时也伴有轻度压痛。
- 前臂旋转时疼痛，手不能用力握物、提壶、拧毛巾等。
- 若已有上述不适，在伸手指、伸手腕或拿筷子时可引起明显疼痛。
- 在阴雨天时自感疼痛有加重趋势。

相关示意图

网球肘

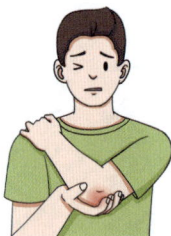

- ☑ 肘外侧酸痛

- ☑ 活动受限

问题解说

常见原因

- 由于在工作、生活中反复或用力使用腕部，因此前臂过度旋前或旋后，对肱骨外上髁伸肌肌腱起点产生较大张力，长期以来导致慢性劳损，从而引起无菌性炎症，对身体造成不良的影响。

● 肘部发生慢性劳损，且不休息、不治疗导致慢性炎症，加重病情。

● 营养失衡、蛋白质摄入过多或不足、钙和维生素缺乏、体脂率过低等不健康生活方式，引起网球肘。

预防措施

● 避免剧烈运动，保养损伤部位；若已产生疼痛等不适，在疼痛消失前尽量不要运动。

● 在日常生活、工作中，应改掉自身的不良习惯，进行相应的功能训练，如加强手腕伸肌力量的训练。

● 在前臂使用加压抗力护具，可以限制前臂肌肉产生力量，避免加重疼痛。

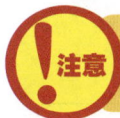

!注意 若进行建议练习动作不能缓解疼痛，甚至加重疼痛，需停止练习，及时就医。

运动指导

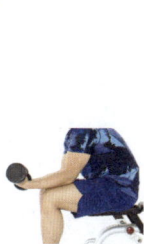

| 哑铃–双侧屈伸腕练习 / **p98** | 手腕屈伸–被动拉伸训练 / **p103** | 弹力带–臂上抬训练 / **p105** | 肱三头肌拉伸 / **p107** | 弹力带–单侧屈伸腕练习 / **p109** |

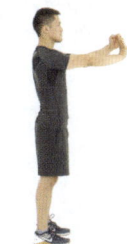

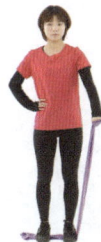

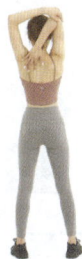

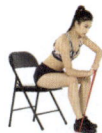

腱鞘囊肿

自我诊断检查

- 手指、拇指、手腕关节伴有疼痛，有肿胀、鼓包、弹响、僵硬、麻木无力、活动受限等情况。
- 疼痛部位有一圆形肿块，有轻微酸痛感，严重时会造成一定的功能障碍，即不能屈伸、旋转手腕。
- 观察手腕关节周围，有囊性包块（即囊肿），囊肿质地较软、有弹性，通过推挤可以活动。

相关示意图

腱鞘囊肿

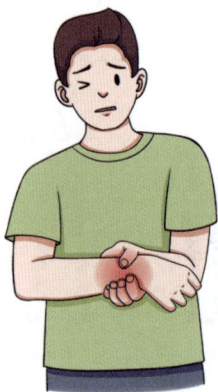

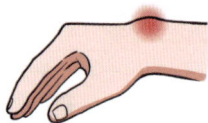

☑ 囊肿

☑ 关节弹响

☑ 疼痛

问题解说

常见原因

- 腕关节反复遭受外力撞击可能会引发手腕处腱鞘囊肿。
- 长时间使用计算机会引起手腕处腱鞘囊肿或加重该症状。

预防措施

- 避免手握鼠标时间过长，应每隔1小时休息5至10分钟，做手腕运动或局部按摩。
- 可以采取温和的手部运动以缓解疼痛，如旋转手腕。也可以运动所有的腕部肌肉，促进血液循环，减少手腕弯曲的姿势。
- 在劳累后，用热水对患处进行冲洗，使局部血流通畅。

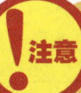

注意 若进行建议练习动作不能缓解疼痛，甚至加重疼痛，需停止练习，及时就医。

运动指导

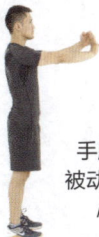

手腕屈伸 – 被动拉伸训练 / p103

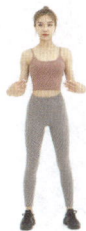

手腕旋转 / p97

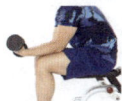

哑铃 – 双侧屈伸腕练习 / p98

第 3 章

腰背部不适

由于程序员长期以坐姿工作，很容易引起腰背部不适。找到腰背部不适的原因，是程序员进行自我保健的关键。本章内容以简洁生动的方式，展示了腰背部不适常见的症状、原因以及相关生理结构，并指出了对应的运动指导。

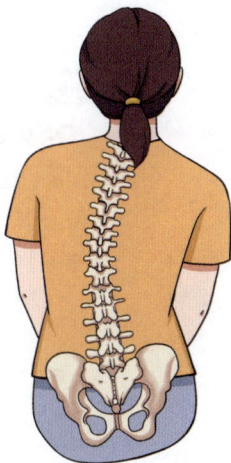

腰椎间盘突出

自我诊断检查

- 有腰部疼痛，且一侧下肢或双下肢麻木、疼痛等。
- 腰部活动受限，其中前屈受限最为明显。
- 腰疼，并沿着坐骨神经（即站姿时臀部外侧凹陷处向下，贯穿臀部、大腿后侧、小腿后侧）的走向，呈现放射性疼痛。
- 腰椎正常生理曲度向前，而现在变平或者向后凸。
- 他人助检，直腿抬高试验及加强试验：取仰卧位，保持腿部伸直，被动抬高患肢，抬高在60度以内可出现坐骨神经痛，称为直腿抬高试验阳性；若为阳性，再缓慢降低患肢高度，待放射痛消失后，再被动屈曲患侧踝关节，再次诱发放射痛称为加强试验阳性。

相关示意图

腰椎间盘突出

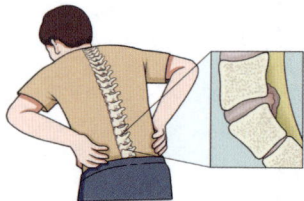

问题解说

常见原因

- 有可能是腰骶部先天性异常，改变了腰椎所承受的应力，使椎间盘内压升高，易发生退变和损伤。
- 在成年后，椎间盘部位

的血液循环逐渐减慢、修复能力差。若突然产生或施加某种压力，会造成髓核突出。

- 在椎间盘退行性改变基础上，腹压突然增加、突然负重或弯腰、受凉受潮等易引起腰椎间盘突出。

预防措施

- 初次发作时卧床休息为主，3周后佩戴腰围活动，3个月内不做弯腰动作。
- 日常生活中，避免久坐、久站，每半小时就要活动，避免从事重体力劳动；加强腰背肌锻炼，增强脊柱稳定性，减小发作或复发概率。
- 平时要保持良好的坐姿，不建议睡软床垫，应选择稍硬的床垫。
- 长期伏案工作者，需要注意桌椅高度，定期改变姿势。
- 弯腰取物时，应屈髋屈膝下蹲、伸直腰部，减少对腰椎间盘的压力。
- 长期使用腰围者，尤其注意腰背肌的锻炼，防止肌肉萎缩致使腰背部功能减弱或失调。

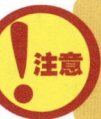

！注意 若进行建议练习动作不能缓解疼痛，甚至加重疼痛，应立即停止，及时就医检查；处于腰椎间盘急性期，不宜进行活动或运动，以静养为主，逐渐恢复后，可进行功能锻炼。

运动指导

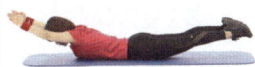

俯卧超人训练 / p111

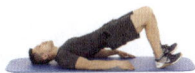

臀桥 / p133

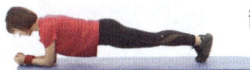

静态平板支撑训练 / p112

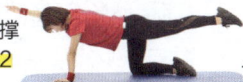

肢体伸展训练 / p113

强直性脊柱炎

自我诊断检查

- 有下腰痛，但讲不清什么地方痛，又有可能疼痛放射到臀部。

- 有下腰痛，且躺在床上时有疼痛感，下床走动有所缓解，持续三个月以上，并且没有外伤或其他关节疼痛。腰疼，并沿着坐骨神经（即站姿时臀部外侧凹陷处向下，贯穿臀部、大腿后侧、小腿后侧）的走向，呈现放射性疼痛。

- 晨僵，持续时间长达数小时。

- 长期不活动时晨僵明显，起床十分困难，只能侧翻身、沿着床边下床后站立。

- 脊柱胸段呈较明显的弧形（或弓形）后凸，仰卧位时不能伸直。

相关示意图

强直性脊柱炎

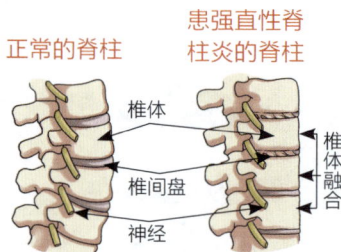

正常的脊柱　　患强直性脊柱炎的脊柱

椎体
椎间盘
神经
椎体融合

问题解说

常见原因

- 强直性脊柱炎的发生可能与基因遗传相关。环境寒冷、潮湿、冷水刺激等可诱发患病。

- 久坐、脊柱不活动、固定姿势等影响脊柱的活动度，进而诱发患病。

预防措施

- 防止驼背，日常工作中应采用正确的姿势，特别是长期用同一姿势工作的人要注意适当的活动，避免过度疲劳。
- 采取正确的睡眠姿势，建议使用低枕和硬床垫，使脊柱保持平直。
- 防止受风受凉；日常饮食中多吃富含蛋白质和维生素的食物；多补钙，预防骨质疏松。长期伏案工作者，需要注意桌椅高度，定期改变姿势。
- 每天进行锻炼，循序渐进、长期坚持，特别是颈部和腰部的活动，也可在适宜的水温下游泳。
- 若早期就确诊轻度畸形，但不影响正常生活，可在医师指导下进行锻炼，避免可能造成损伤或进一步诱发畸形的体育运动。

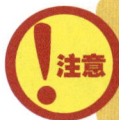 **注意** 若已患有较严重的强直性脊柱炎，应及时就医并遵循医嘱；若建议练习动作不能缓解疼痛或加重疼痛，应立即停止，及时前往医院就医检查。

运动指导

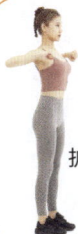 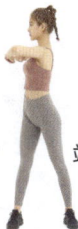 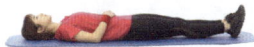 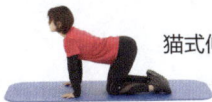

扩胸运动 / **p90**

站姿转体 / **p115**

仰卧 – 腹式呼吸训练 / **p117**

猫式伸展训练 / **p118**

自我诊断检查

- 需要使用两个较大的梳妆镜，分别面向胸部和背部。两个镜子与身体之间的距离应为1~2米。脱下外衣，裸露上身，挺胸站立，观察镜子中脊柱的曲线，有任何异常的侧向弯曲。

- 双下肢不等长。

- 患有强直性脊柱炎。

- 双肩不等高或穿着带衣领的衣服时，左右衣领不在一条直线上。

- 有神经或肌肉方面的疾病，导致肌力不平衡，特别是脊柱两侧的肌肉不对称所造成的侧弯（可由小儿麻痹后遗症、脑瘫、脊髓空洞症等引起）。

- 上身向前弯曲时，出现一侧背部隆起或左右不对称。

- 骨盆倾斜，即双侧臀纹线高低不同。

相关示意图

脊柱侧弯

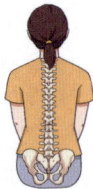 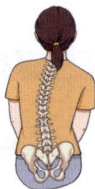 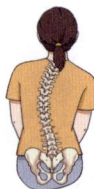

正常脊柱　　　　C型脊柱侧弯　　　　S型脊柱侧弯

问题解说

常见原因

- 经常跷二郎腿或瘫坐、站立时一侧腿引起姿势性侧弯；双下肢不等长。
- 髋关节挛缩、强直性脊柱炎、炎症刺激、腰腿疼痛（如椎间盘突出）等引起脊柱侧弯。
- 先天性或婴幼儿时期骨骼发育不全。
- 营养不良导致的肌肉神经方面的疾病，进而引起脊柱侧弯。

预防措施

- 日常生活中要注意端正站姿和坐姿，避免久坐或以固定姿势久站，加强身体锻炼，适当进行腰背肌肉锻炼，增加核心肌群力量。
- 睡硬板床，避免睡过软的床。
- 避免久背单肩包，若使用单肩包应调整肩带长短，斜挎。

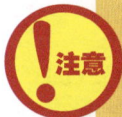

!注意 若已患有较严重的脊柱侧弯，并伴有腰椎间盘突出或坐骨神经痛或腰背部肌肉慢性劳损等较明显的症状时，进行建议动作不能缓解或练习时有疼痛感，应立即停止，前往医院进行检查和治疗。

运动指导

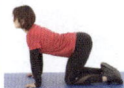

猫式伸展训练 / p118

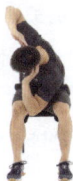

脊柱伸展 / p120

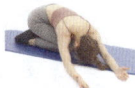

跪姿-左右背部拉伸 / p122

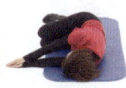

翻书训练 / p91

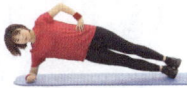

动态侧桥训练 / p124

慢性腰肌劳损

自我诊断检查

- 长期弯腰呈坐姿，使腰背肌肉处于牵拉状态。
- 腰部有间断性疼痛，大多情况下为酸痛，活动时疼痛加重、休息时减轻。
- 久坐或久站时，出现疼痛不适，适当活动和改变体位后减轻。
- 伸腰或用拳头叩击腰部时缓解疼痛。
- 自我感到腰骶酸痛、钝痛，休息时缓解、劳累后加重。
- 腰部外形及活动无异常，也无明显腰肌痉挛，但少数腰部活动受限。

相关示意图

慢性腰肌劳损

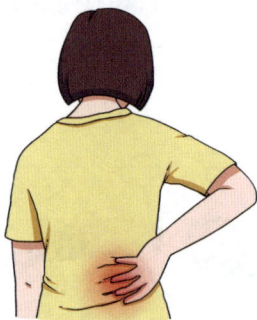

☑ 疼痛　☑ 腰部活动受限

问题解说

常见原因

- 由于腰背过度拉伸受损或脊椎旁肌肉和肌腱撕裂，腰肌劳损、肌纤维断裂。
- 若患有腰椎间盘突出、椎管狭窄等疾病，则更易发生慢性腰肌劳损。
- 体重过重或过轻，腰背肌肉力量不足。
- 由于腰部肌肉疲劳过度、不良姿势、长时间处于一固定体位，致使腰部肌肉、筋膜及韧带持续牵拉，血供受阻，引起炎症、粘连。如此反复，导致组织变性、增厚及挛缩，并刺激对应的神经而引起慢性腰痛。

预防措施

- 调整不良姿势，避免久坐或久站。

- 使用正确弯腰姿势拿、抬东西，腰部应适当用力，不可使用蛮力，不可负重久行。

- 锻炼腰背部肌肉力量，维持肌肉强度和弹性；定时拉伸腰部肌肉。

- 急性期不适时，应佩戴腰部固定带或者腰痛治疗带来保护腰部。

- 避免寒冷、潮湿环境；根据气候变化，随时增添衣服，出汗或淋雨后，及时更换衣服、擦干身体；天冷时可用电热毯；使用硬板软床垫，但床垫不能过软，否则不能保持脊柱的正常生理曲度。

- 腰部自我叩击按摩法：左手握空拳，在左侧腰部自上而下轻轻叩击10分钟后，再用左手掌上下按摩揉搓5分钟；右侧腰部亦之，一日两次。

- 多吃含钙的食物；控制体重在正常范围内，体重不应过重或过轻。

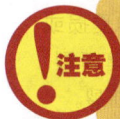

注意 若处于腰椎间盘突出急性期或因拉伸发生急性损伤时，应停止练习，以静养恢复为主。若进行建议的练习动作不能缓解疼痛，甚至加重疼痛，需停止练习，及时就医检查。

运动指导

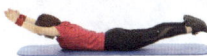

俯卧超人训练 / p111

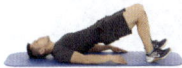

臀桥 / p133

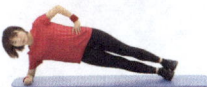

动态侧桥训练 / p124

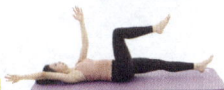

死虫训练 / p126

第 4 章

髋关节、骨盆、臀部、下肢不适

由于程序员长期以坐姿工作，很容易引起髋部周围和下肢的不适。找到髋部周围和下肢不适的原因，是程序员进行自我保健的关键。本章内容以简洁生动的方式，展示了髋关节、骨盆、臀部、下肢不适常见的症状、原因以及相关生理结构，并给出了对应的运动指导。

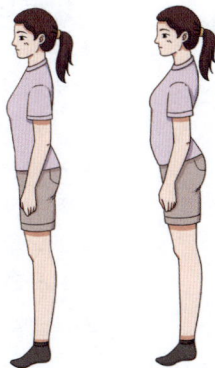

骨盆前倾

自我诊断检查

- 站立，将臀部和背部贴于墙面，右手或左手握拳放置于腰和墙壁之间。若拳头放在腰椎和墙壁之间后还有更多空间，可能是骨盆前倾。

- 取仰卧位，找一个平整的床板，最好能躺在瑜伽垫上；用右手或左手握拳来测量腰部和臀部的间距，若间距超过一个拳头，可能是骨盆前倾。

- 观察外形：一般腹部明显前凸，臀部明显后翘，通常说明存在骨盆前倾。

- 习惯侧睡；平时喜欢盘腿；在站立时身体会习惯性向前倾。

- 易出现 O 型腿或膝关节外翻；容易疲劳，出现腰痛的现象。

- 左右鞋底的磨损程度不同。

相关示意图

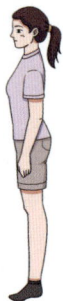

正常骨盆

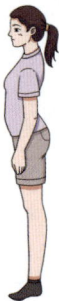

骨盆前倾

问题解说

常见原因

- 通常情况下，骨盆前倾是先天形成的，因此很多人都存在骨盆前倾。

- 长期坐姿不良、久坐使腹肌和臀肌力量不足或者股直肌、髂腰肌、腰方肌、内收肌长时间处于缩短状态。

- 腹型肥胖致腰椎前倾，相对

臀部（骶椎）后翘，重心前移。

- 异常的骨盆前倾可能与腰椎管狭窄、腰椎滑脱、脊柱侧弯、髋关节发育不良等疾病有关。

- 站立时，如果只用一条腿着力，或者站立时两腿受力不均，骨盆压力过大，导致血液循环减慢，会出现骨盆前倾的现象。

- 锻炼时，未掌握动作要点，出现错误动作，久而久之出现骨盆前倾。

- 扁平足可影响走路姿势，从而影响骨盆的位置，如果长期不治疗或及时关注该问题，也可导致骨盆前倾。

预防措施

- 在日常生活中，矫正不良姿势。

- 做一些运动进行矫正，比如静态平板支撑、臀桥、靠墙站立等。

- 避免长期弯腰动作，应挺直腰杆，不要含胸驼背；不单手或者双手长期提重物；不长时间低头玩手机。

- 拉伸腰部肌肉，舒缓肌肉紧张，预防肌肉劳损和肌肉力量下降。进行仰卧起坐或者弓步练习，促进腰部血液循环、增加腰骶部肌肉力量。

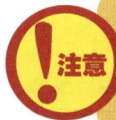 **注意** 若骨盆前倾比较严重，需要在医生的指导下使用正骨的方法来进行治疗；若进行建议的练习动作不能改善骨盆前倾，需停止练习，及时就医检查。

运动指导

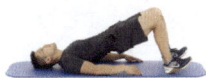 臀桥 / p133

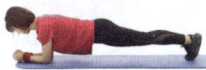 静态平板支撑训练 / p112

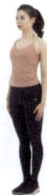 靠墙站立 / p147

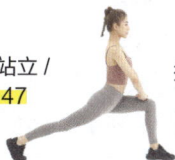 拉伸髂腰肌 / p135

慢性前列腺炎

自我诊断检查

- 有尿频、尿急、尿痛、尿道灼热、尿余沥，或晨起排尿、尿末或排便时，从尿道溢出白色分泌物。

- 有头晕、耳鸣、失眠多梦、焦虑抑郁等，甚至出现阳痿、早泄、遗精等。

- 有以前列腺为中心辐射周围组织的疼痛，常见于阴囊、小腹、会阴、腰骶、股内侧等部位发生疼痛、坠胀或不适感。

相关示意图

正常前列腺

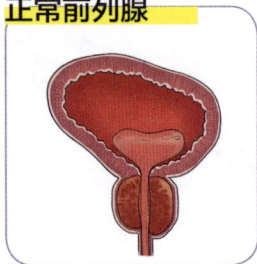

发炎的前列腺

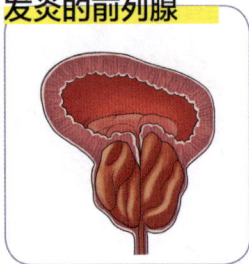

问题解说

常见原因

- 下尿路长期反复感染，病原体反复存在。

- 久坐、长途开车或骑车、过量饮酒或进食辛辣食物等。

- 免疫系统功能较弱的，前列腺感染后可能较容易出现炎症。
- 因尿道括约肌频繁收缩，引起膀胱出口梗阻与残余尿形成，使前列腺部位的尿道压力过大，造成尿液反流入前列腺，引起排尿异常和盆腔区域疼痛或不适。
- 焦虑、抑郁、失眠、头痛、头晕等引起全身交感神经功能失调，加重后尿道神经肌肉层的功能障碍，增大后尿道排尿压力，导致尿液反流。

预防措施

- 避免跷二郎腿；避免憋尿、久坐及长时间骑车、骑马。
- 自我心理疏导，保持乐观情绪，加强体育锻炼，养成良好、规律的生活习惯，劳逸结合。
- 适度按摩前列腺，注意前列腺部位保暖。
- 改善不良的饮食习惯，忌酒、忌食辛辣油腻、不易消化的食物。

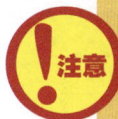

> **！注意** 若有尿频、尿急、尿后滴白现象，建议早发现早就诊；若下腹坠痛、坠胀或骨盆区域有疼痛，建议及时就医检查。若进行建议练习动作不能改善前列腺炎，需停止练习，及时就医检查。

运动指导 ➤

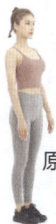

原地踏步 /
p148

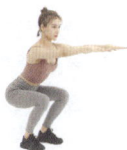

徒手深蹲 /
p137

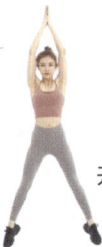

开合跳 /
p149

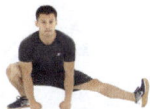

拉伸腿部
内收肌 /
p138

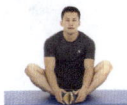

拉伸腹股
沟和背部 /
p139

坐骨神经痛

自我诊断检查

- 当行走、蹲下及双脚下垂时，脊柱畸形或侧凸、腰椎未挺直或不能挺直、骨盆倾斜，可判断患有坐骨神经痛。

- 经常出现腰背部、臀部、大腿、小腿、足踝部的放射性疼痛，伴有麻木肿胀等。

- 在持续疼痛的基础上，夜间疼痛明显，当咳嗽、打喷嚏、用力排便时疼痛加剧。

相关示意图

坐骨神经痛

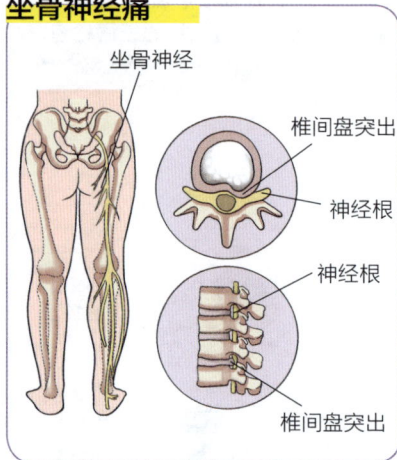

坐骨神经
椎间盘突出
神经根
神经根
椎间盘突出

问题解说

常见原因

- 坐骨神经位置较浅，受潮、受凉时易发生坐骨神经痛。坐骨神经痛一般为持续性疼痛，亦可为发作性疼痛，椎管压力增加时症状加重，可沿坐骨神经向下放射。

- 腰椎间盘突出、腰椎退行性病变、骶髂关节炎、腰骶椎先天畸形等可导致继发性坐骨神经痛。

预防措施

- 不论哪种坐骨神经痛，均应卧床休息，睡硬板床；在恢复期多以卧床休息为主，亦可在疼痛部位适当热敷和按摩。

- 上班时不要久坐，工作一段时间后起来活动，缓解身体疲劳；日常锻炼不要过量，稍微感到疲劳就需要休息，进行低强度、较温和的锻炼。

- 尽量少弯腰和负重；避免受凉、受潮，注意保暖。

- 合理饮食，多吃富含维生素、纤维素、钙（如牛奶、奶酪、酸奶、豆制品等）的食物，忌抽烟、吃辛辣和烧烤类食物，避免大量饮酒。

- 在急性疼痛期，不要拾起重物，不要用腿、臂和背部发力上举重物，可推动但不要拉重物。

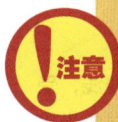

!注意 若进行建议练习动作不能缓解疼痛，甚至加重疼痛，需停止练习，及时就医。坐骨神经痛导致双腿疼痛明显或有不明原因的发烧，或者尽管休息、治疗和锻炼也无法减轻疼痛和无法进行最基本的活动时，需及时就医。

运动指导

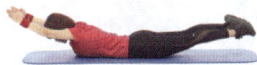

俯卧超人训练 / p111

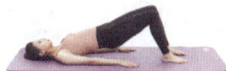

臀桥 / p133

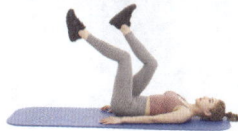

仰卧－脚蹬车 / p128

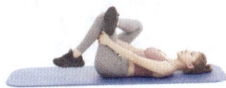

仰卧－牵拉梨状肌训练 / p140

下肢静脉血栓

自我诊断检查

- 出现下肢肿胀、疼痛，以及局部皮肤温度增高，同时有下肢浅静脉扩张的表现，特别是直立行走时，肿胀和疼痛加重，严重时会出现间歇性跛行的症状（下肢深静脉血栓）。

- 近期有手术外伤以及肿瘤病史，并出现以上临床表现，则怀疑下肢静脉血栓的形成。

- 下肢肿痛，小腿肚酸胀、沉重、肿痛。腰骶、股内侧等部位发生疼痛、坠胀或不适感。

- 测量肢体维度：两侧肢体都比平时粗，尤其是一侧肢体粗于另外一侧，则可怀疑静脉血栓。

相关示意图

下肢静脉血栓

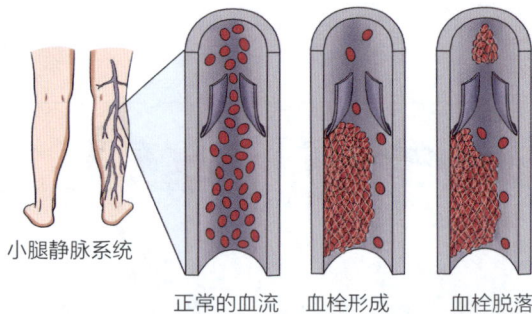

小腿静脉系统

正常的血流　　血栓形成　　血栓脱落

常见原因

● 久病卧床、外伤或骨折、手术、长途乘车或飞机或者长时间静坐及下蹲等，均可导致血流缓慢、瘀滞，血液回流减慢，促使下肢静脉血栓形成。

● 下肢损伤、腿部不适也可诱发静脉血栓。

预防措施

● 急性期，应减少活动或者降低活动强度；抬高患肢，避免用过热水的泡脚或患肢。

● 发现静脉血栓在3个月以上称为慢性期。进入慢性期，首先应适当活动，形成侧支循环，减少血流缓慢导致的血栓增大；其次进行规范的抗凝治疗。最后，考虑穿弹力袜，并配合药物治疗。

● 注意饮食习惯，忌食过于辛辣、油腻食物，即低盐、低脂、低糖饮食；避免抽烟、喝酒等不良生活习惯，以此减少血管痉挛出现的概率。

● 工作需要久坐，要定点起来运动，以促进血液正常循环。

> **！注意**
>
> 若因较大的手术、外伤等卧床、长期不运动，初次运动时应注意强度，循序渐进，量力而行；避免运动过量导致下肢血栓经循环至肺部等重要部位，发生肺栓塞或其他急性疾病。若进行建议练习动作不能改善下肢静脉血栓，需停止练习，及时就医。

运动指导 ▶

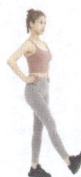

踝关节灵活性训练 / p142

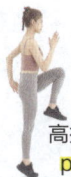

高抬腿 / p143

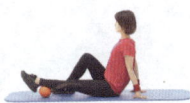

坐姿－脚尖屈伸训练 / p144

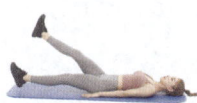

仰卧－交替抬腿 / p130

第4章 髋关节、骨盆、臀部、下肢不适

第 5 章

改善练习

本章针对程序员容易出现的健康状况而给出改善性的练习动作。科学地、有针对性地进行改善练习，可帮助程序员减轻甚至摆脱多种身体不适症状，收获健康的身体，获得更好的生活体验。

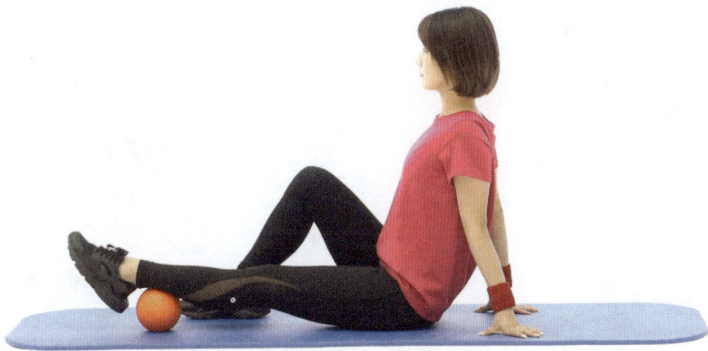

颈部旋转运动

1 》 站姿，双腿开立与肩同宽，低头，背部平直，腹部收紧，双手叉腰。

2 》 保持背部挺直，头部沿逆时针或顺时针方向画圈一周。回到起始姿势，完成规定次数。

易出现错误

弯腰驼背，上身随着颈部转动。

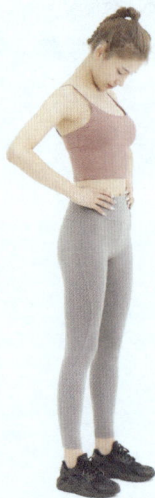

3~5秒/次

10~15次/组
3~5组/天

>>>

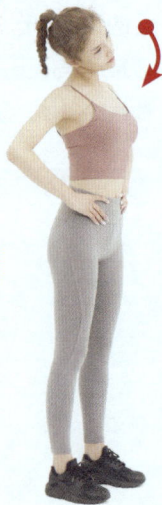

注意事项

动作缓慢，避免头晕。

动作益处分析

拉伸斜方肌能改善肌肉的紧张感，锻炼肌肉的伸展能力。

颈部前侧拉伸

1 》 站姿，双脚开立与肩同宽，背部平直，双臂屈肘于胸前，双手拇指托住下巴。

3~5秒/次

10~15次/组
3~5组/天

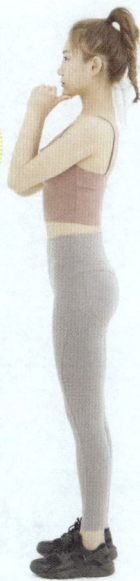

易出现错误
弯腰驼背，骨盆前倾，憋气。

注意事项
向后推时，保持正常呼吸，避免憋气。身体尽可能处于放松状态。刚开始时，用力要小些，以免颈部损伤。

2 ≫ 双臂用力将头部向后推，直至颈部前侧肌群有中等强度牵拉感。保持3~5秒，回到起始姿势，完成规定次数。

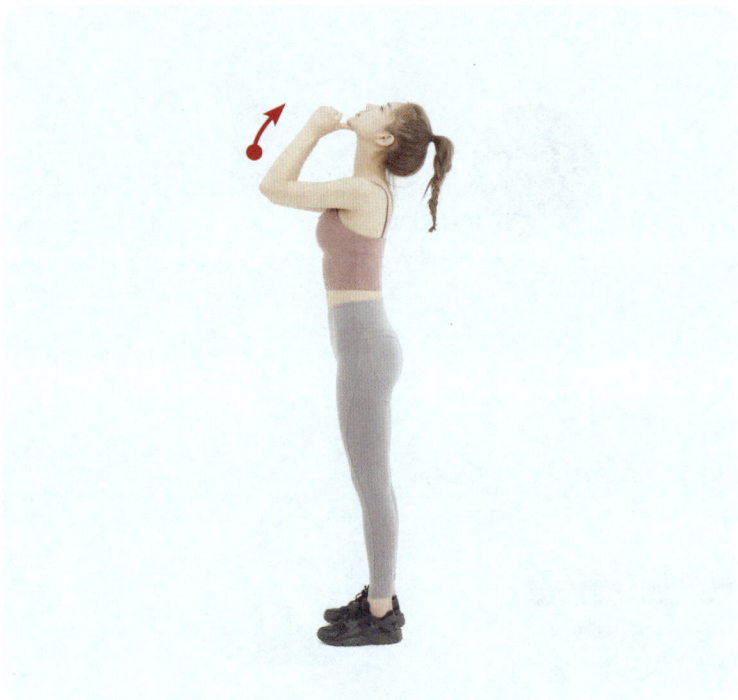

動作益处分析

改善反复使用颈部或不良习惯和坐姿导致的颈椎关节问题，增强颈部肌肉力量和颈椎关节的稳定性。

颈部后侧拉伸

1》 坐在椅子上，双脚与肩同宽，**核心收紧，腰背挺直**，躯干保持中立位。

易出现错误

弯腰驼背。手对头部施力时，上身倾斜。

左、右各
3~5秒/次
10~15次/组
3~5组/天

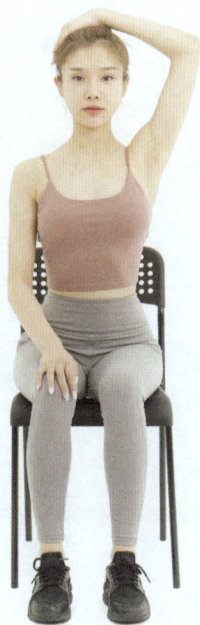

注意事项

动作缓慢；保持正常呼吸；手部切勿用力按压头部，避免肌肉拉伤。

2 》 一侧臂外展，手按住头部另一侧，轻轻按压，拉动头部偏向一侧。直至颈部有牵拉感。两侧交替进行，完成规定的次数。

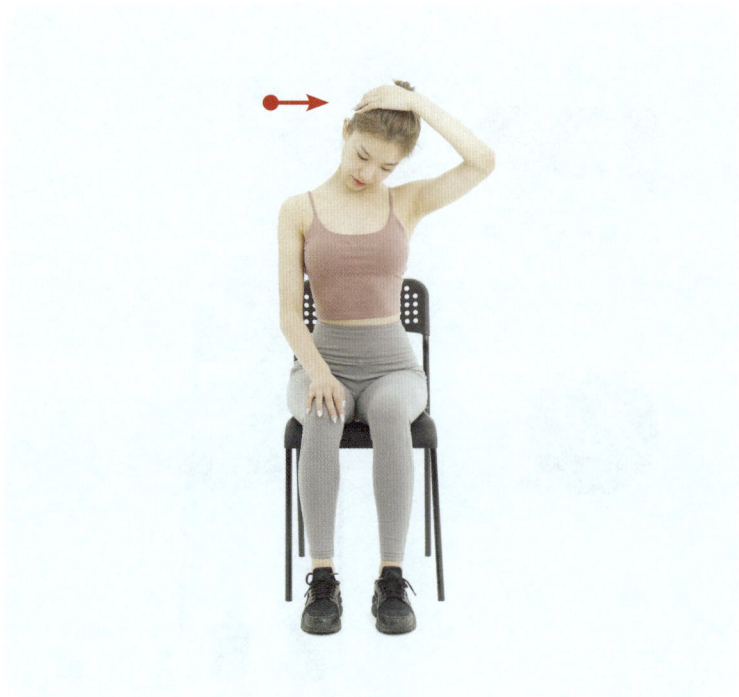

动作益处分析

改善不良坐姿导致的肌肉僵硬等劳损情况，增加颈椎后侧的肌肉弹性，促进血液循环。

颈部四方向静推

1 》 站姿，双脚开立与肩同宽，双臂自然下垂掌心相对。躯干挺直，头部保持中立位。

2 》 右手掌根静推右侧头部，然后左手掌根静推左侧头部，再双手交叉于脑后静推，双手叠放于前额静推。保持10~15秒，回到起始姿势，完成规定次数。

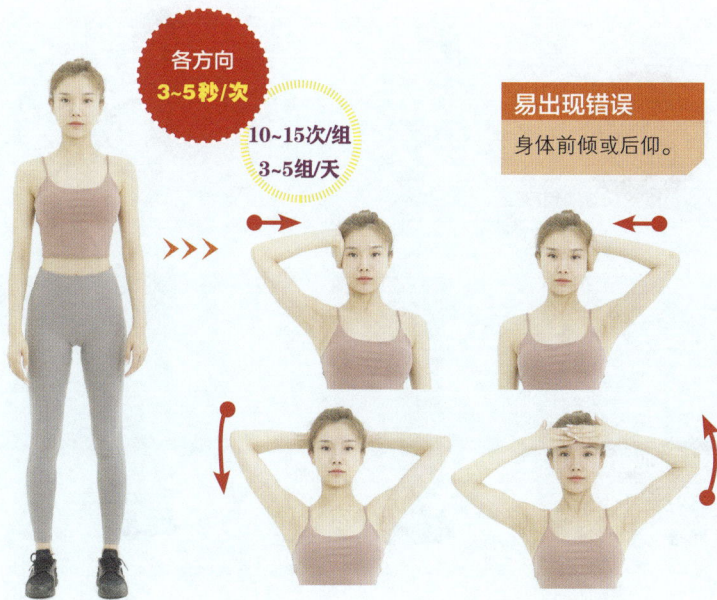

各方向
3~5秒/次

10~15次/组
3~5组/天

易出现错误
身体前倾或后仰。

注意事项
静推时，保持正常呼吸，避免憋气。身体尽可能处于放松状态。

动作益处分析
增强颈部肌肉力量和颈椎关节的稳定性。

肩部画圈

1 》 站姿，双腿伸直，**臀部收紧**，挺胸抬头，目视前方，**下颌收紧**，双手伸直自然下垂于身体两侧。

2 》 两侧**肩关节先向前再向后缓慢转动** 360 度。回到起始姿势，完成规定次数。

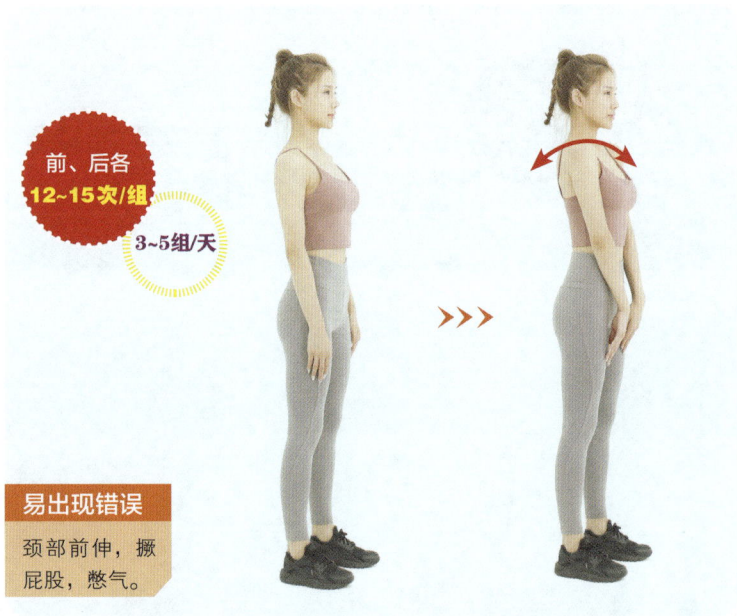

前、后各
12~15次/组

3~5组/天

易出现错误
颈部前伸，撅屁股，憋气。

注意事项
肩部画圈过程中不应出现头晕、疼痛等。

动作益处分析
通过肩关节向前、向后环绕，拉伸颈部肌肉，增强颈部肌肉力量，提高颈椎的稳定性，恢复颈椎的正常生理曲度。

坐姿 – 肩外旋

1 》 坐在椅子上，双腿分开与肩同宽，**双脚平放在地面**，双手放在大腿上，**背部挺直**，头部面向躯干正前方。

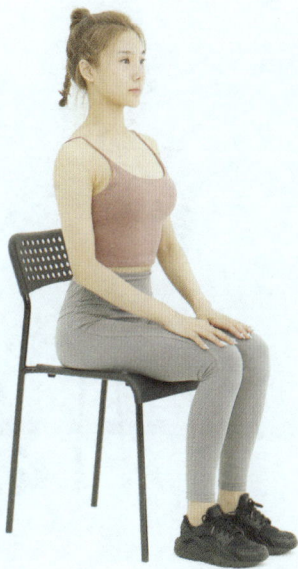

15~20次/组

3~5组/天

注意事项
动作应缓慢进行，避免耸肩。

2 ≫ 双臂肘关节弯曲成90度，前臂垂直于躯干。然后上臂向外旋转至最大。回到起始姿势。重复规定的次数。

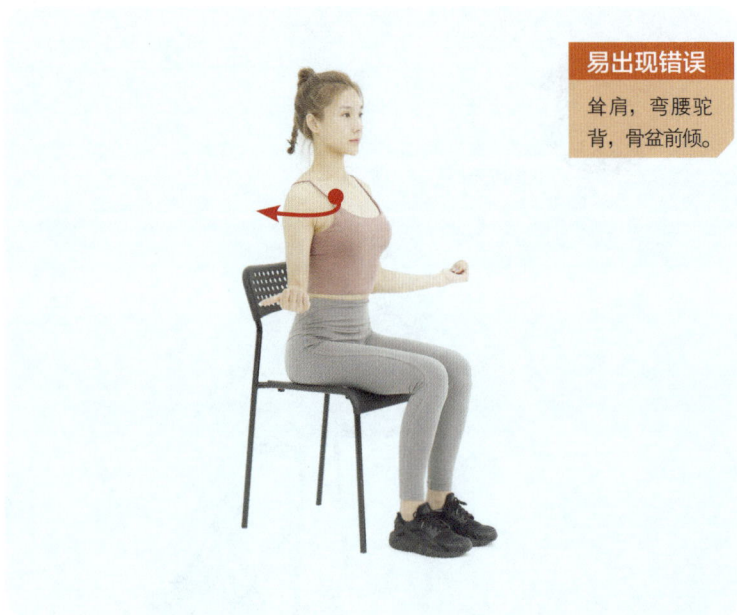

易出现错误

耸肩，弯腰驼背，骨盆前倾。

动作益处分析

减轻肩部疲劳感，缓解疼痛，拉伸肩周粘连部分。

肩部拉伸

1 » 站姿，**身体挺直**，双脚开立与肩同宽，**双臂向后展**，双手在臀部后方交叉。

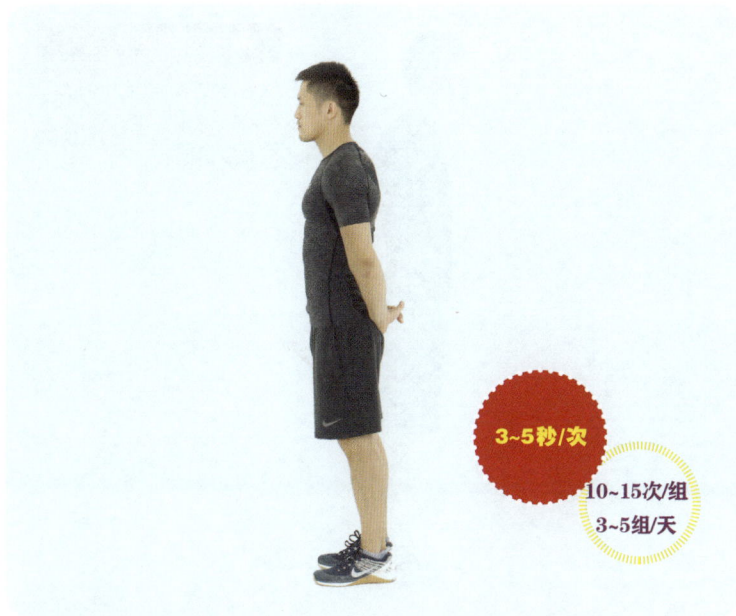

3~5秒/次

10~15次/组
3~5组/天

注意事项

有明显牵拉感或轻微疼痛时停留几秒。适应后，逐步向远离背部的后方拉伸。

2 》 肩部向后展，双臂向后抬。感受肩部肌肉的牵拉感觉，保持3~5秒，回到起始姿势，完成规定次数。

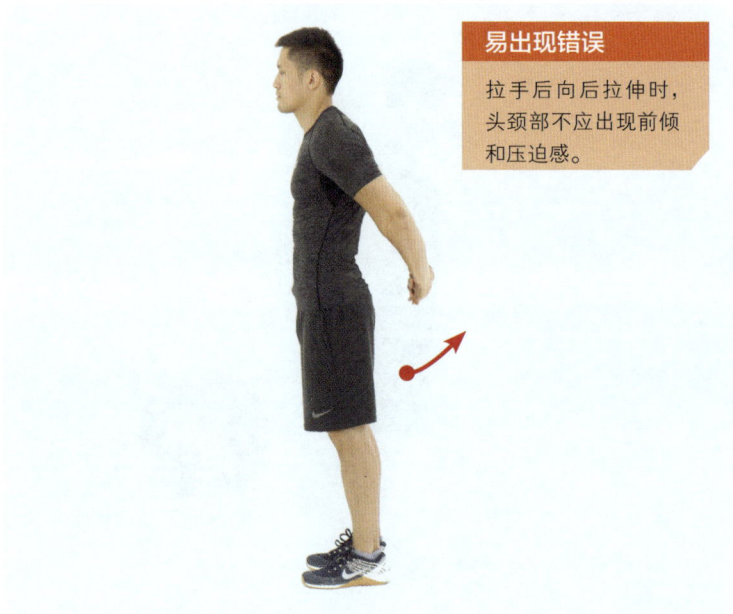

易出现错误

拉手后向后拉伸时，头颈部不应出现前倾和压迫感。

动作益处分析

改善肩关节的伸展功能，有助于患侧肢体内收内旋功能的恢复。

爬墙运动

1》 双脚分开，靠墙站立。头部、肩部、臀部、脚跟紧贴墙壁。双臂贴近墙壁，肘关节约呈90度。

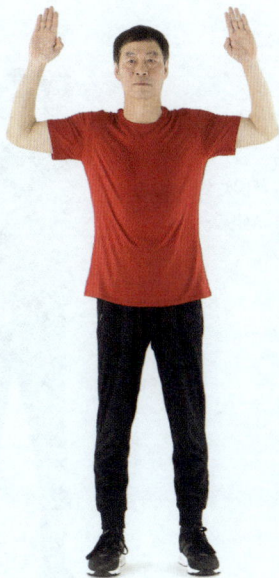

易出现错误

肩关节未随着手的移动而移动，肩膀主动抬高；脚向前移动或脚跟抬起。

注意事项

爬墙的整个过程应保持匀速，缓慢进行；在爬至最高点的过程中，不出现明显疼痛，以出现轻微疼痛或较明显的牵拉感为宜。

2 ≫ **双臂向上滑动**，在最高点保持3~5秒，回到起始姿势，完成规定次数。

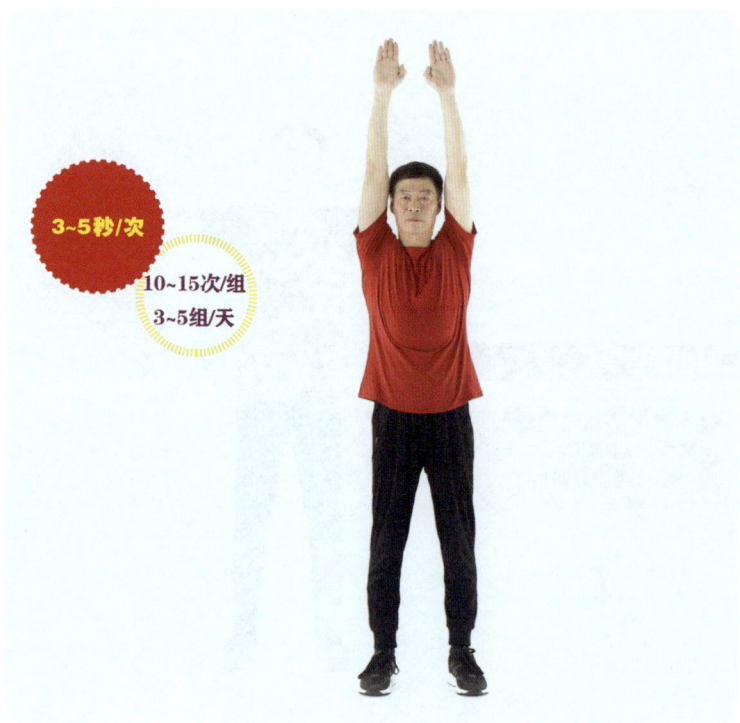

3~5秒/次

10~15次/组
3~5组/天

▷ 动作益处分析 ◁

改善肩关节功能，扩大肩关节活动度，避免肩关节周围肌肉粘连。

拉伸胸锁乳突肌

1》 坐姿，挺直躯干，左手自然放于身体前，右手抬起并按压在左侧锁骨上方。

2》 头部向右上方转动并上抬，直至胸锁乳突肌有中等程度的牵拉感。保持姿势至规定时间。回到起始姿势，换另一侧做同样动作。

易出现错误
身体前倾或后仰。

动作要缓慢一些

左、右各
15~20秒/次

8~10次/组
3~5组/天

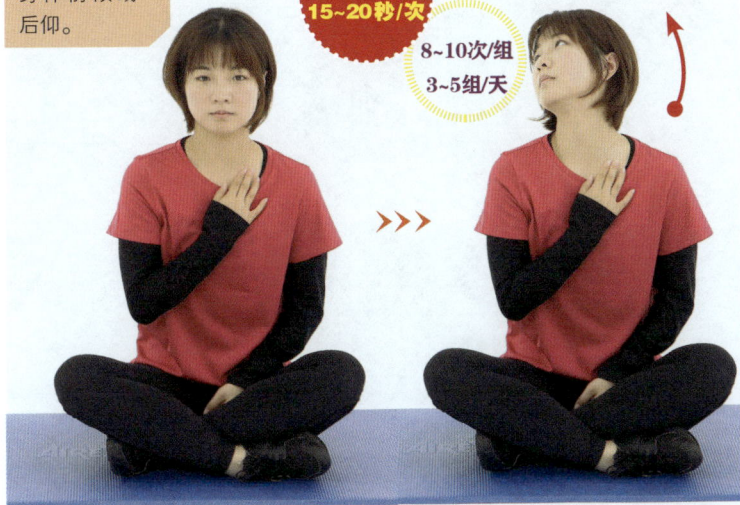

注意事项
锻炼时间过长，可能导致颈部肌肉拉伤或受损；颈部出现不适时，应停止锻炼，若停止后未缓解，应就医治疗。

动作益处分析
拉伸胸锁乳突肌，可使其恢复到正常的张力状态，提高肌肉弹性。

拉伸斜方肌

1 ≫ 坐姿，屈髋屈膝，双脚自然放置在垫面上，<u>腰背挺直</u>，双臂伸直在身体两侧。一侧手掌放在该侧臀部下方压住，对侧手<u>举过头顶并抱头</u>。

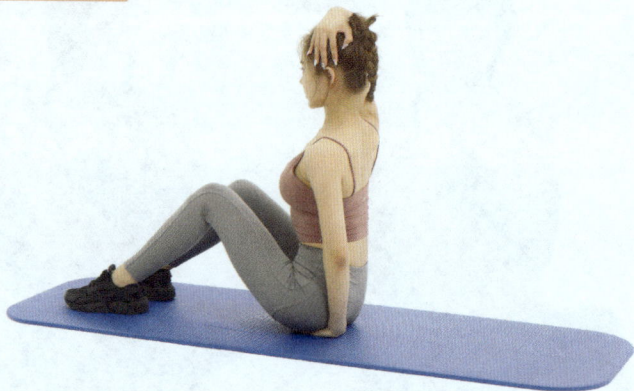

注意事项

控制拉伸强度，过程中不应出现头晕、疼痛等。

2 抱头的手将头部向该侧手臂方向下压，直至被拉伸侧颈部与肩部间肌群有中等强度牵拉感。保持15~20秒，回到起始姿势，完成规定次数。换另一侧做同样动作。

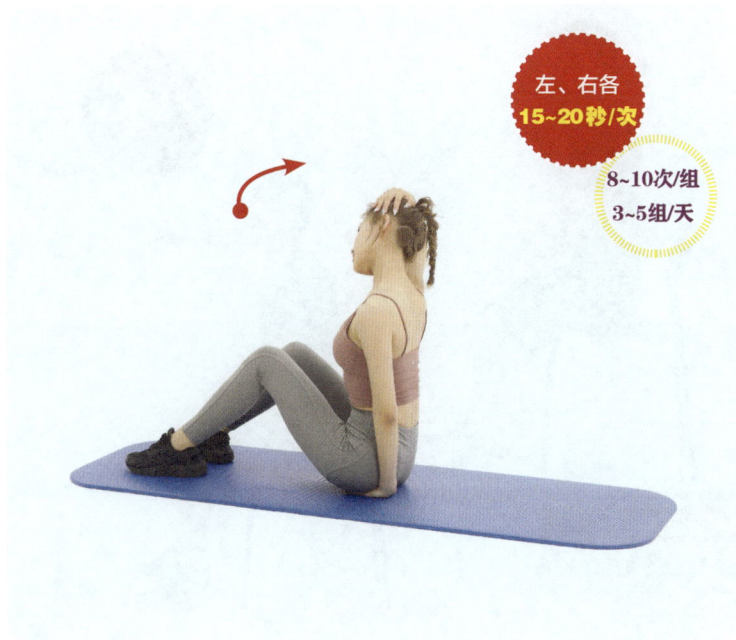

左、右各
15~20秒/次

8~10次/组
3~5组/天

╲ **动作益处分析** ╱

拉伸斜方肌能改善肌肉的紧张感，锻炼肌肉的伸展能力。

颈部前伸后缩运动

1 ▷ 坐在椅子上，双膝距离与肩同宽，双手置于膝关节处，**腰背挺直，头部保持中立位**。

2 ▷ 头部**缓慢向前伸**至最前端，颈部两侧肌群有明显的牵拉感，再**缓慢向后缩**至与躯干成一条直线。回到起始姿势，完成规定次数。

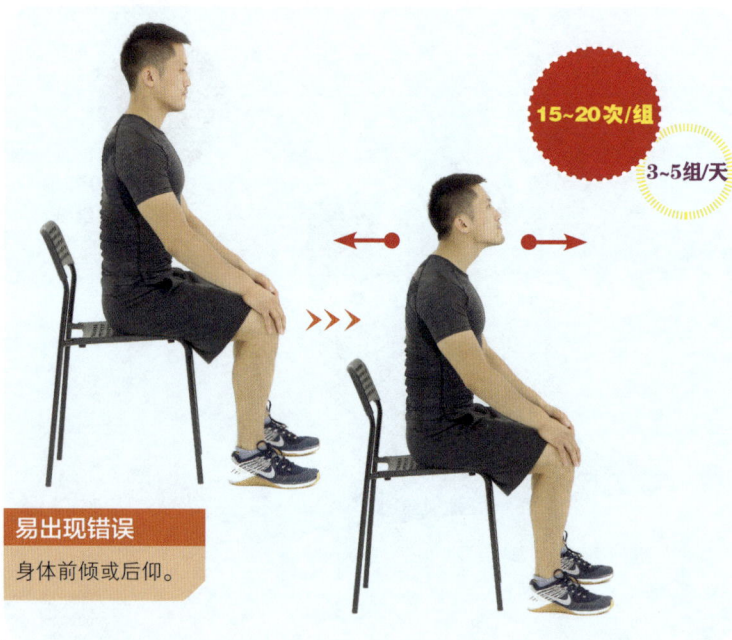

15~20次/组

3~5组/天

易出现错误

身体前倾或后仰。

注意事项

前伸、后缩应缓慢进行，保持正常呼吸。

动作益处分析

有效锻炼深层颈屈肌群，减轻办公、低头看手机等使颈部前伸所带来的不良影响。

站姿 - 肩部激活

1 》 站姿，双脚开立与肩同宽，腰背挺直，双臂自然放在身体两侧。

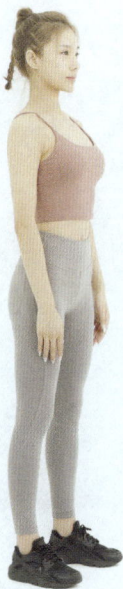

3~5秒/次

10~15次/组
3~5组/天

注意事项

抬起手臂时，双臂与地面平行；屈曲前臂时，保持前臂和地面垂直，上臂与地面平行。

2 〉〉 四指握拳，拇指朝前，双臂侧平举，肘关节屈曲，呈90度，前臂上旋至垂直于地面，拇指指向身体后方。保持3~5秒，回到起始姿势，完成规定次数。

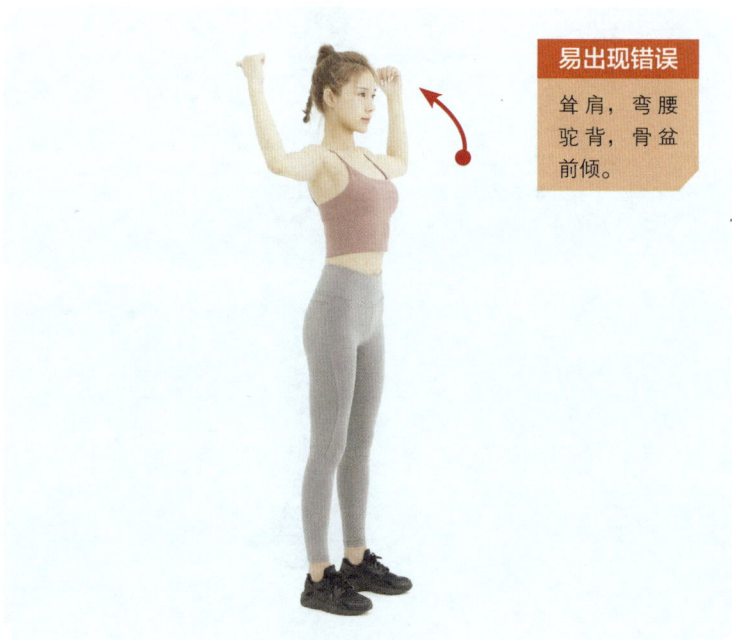

易出现错误

耸肩，弯腰驼背，骨盆前倾。

\ **动作益处分析** /

充分拉伸，激活肩关节周围的肌群，强化肩部前伸后缩、内收外展等功能，减轻肩部肌肉紧张。

肩部向前环绕

1 站姿，双脚开立与肩同宽，背部平直，腹部收紧，双臂屈肘，双手放松搭在肩上，肘关节向下。

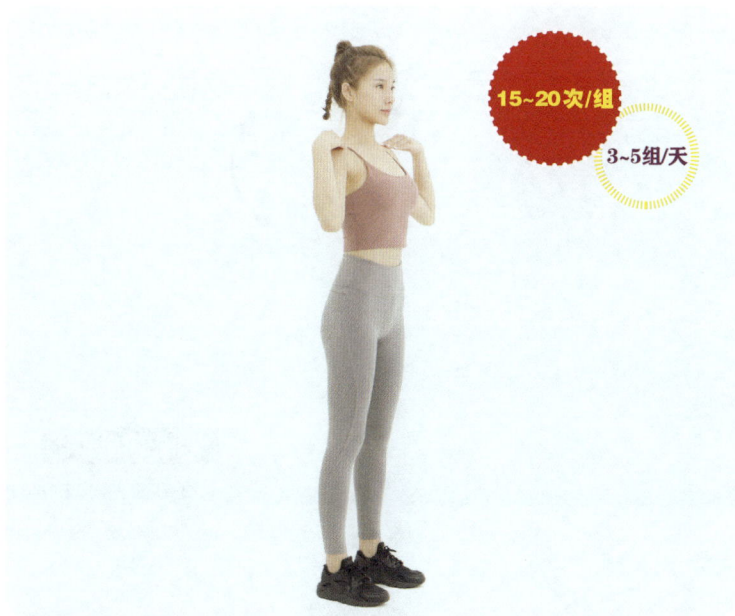

15~20次/组

3~5组/天

注意事项

初期，幅度不宜过大，时间不宜过长。若出现不适，应立即停止。

2 ≫ 肩关节外展，然后手臂向前旋转。回到起始姿势，完成规定次数。

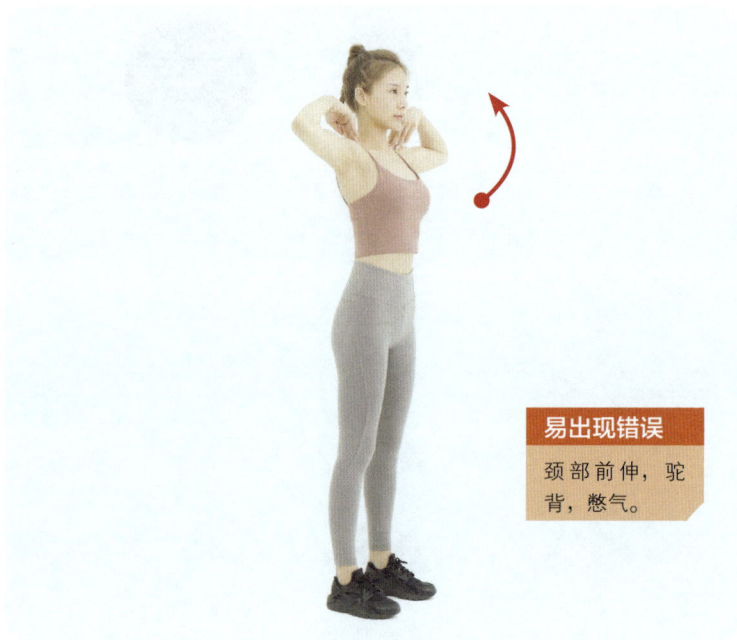

易出现错误

颈部前伸，驼背，憋气。

\ 动作益处分析 /

促进肩部血液循环，锻炼肩颈部肌肉，缓解肩部不适和紧张，增大肩关节的活动度。

提肩

1 》 站姿，双脚开立与肩同宽，背部平直，腹部收紧，双臂伸直放松。

2 》 肩胛骨上回旋耸肩。回到起始姿势，完成规定次数。

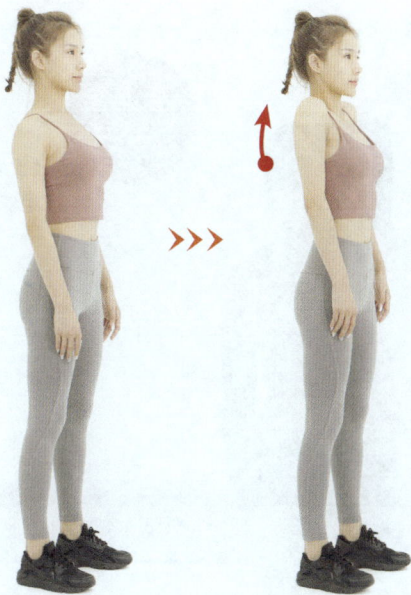

15~20次/组

3~5组/天

易出现错误

颈部前伸，肩内扣，驼背，憋气。

第 5 章 改善练习

注意事项

禁止突然或快速耸肩和落肩，应保持缓慢匀速。

动作益处分析

缓解颈部和肩带肌群压力，保护肩关节，改善耸肩情况。

肩胛提肌拉伸训练

1 坐姿，躯干挺直，左臂自然置于体侧，右臂屈肘上抬且右手扶于脑后。

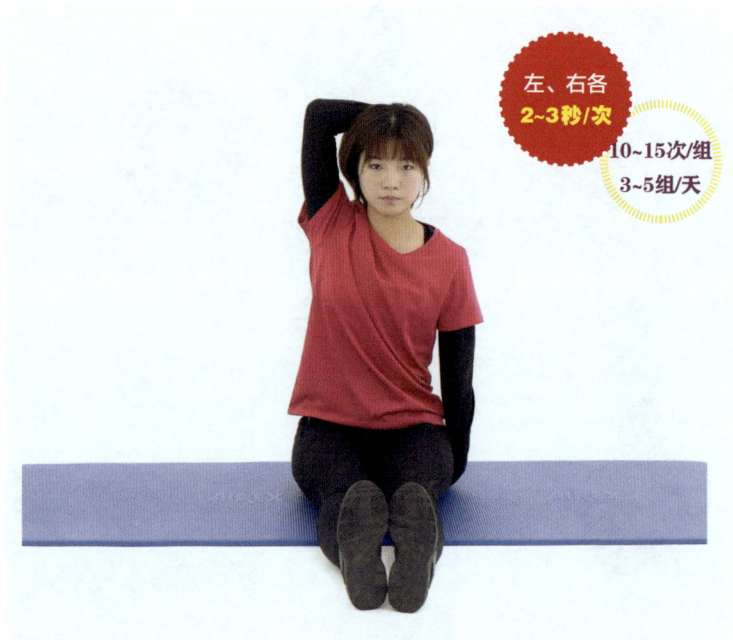

左、右各
2~3秒/次
10~15次/组
3~5组/天

注意事项

不可用太大力，以免拉伤或使头颈部酸痛。

2 ≫ 右手将头部向右、向前拉，使左侧肩胛提肌有中等程度的牵拉感。保持姿势至规定时间。回到起始姿势，换另一侧做同样动作。

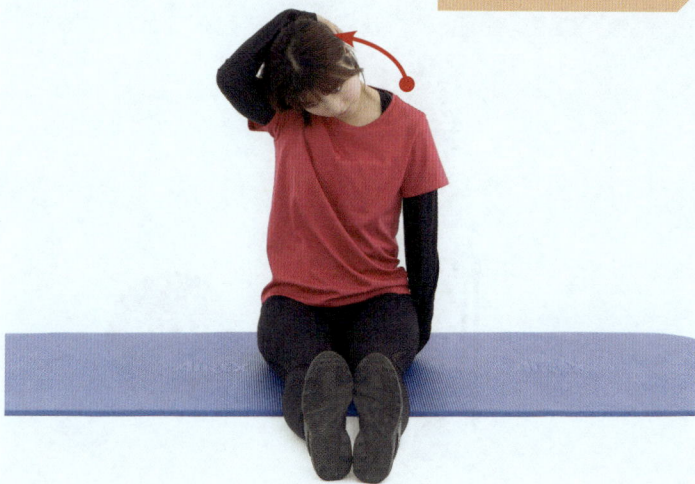

易出现错误

拉伸时间过长，拉伸幅度过大。

动作益处分析

缓解肩胛提肌紧张的状态，改善高低肩、耸肩等导致的肌肉功能失衡状态。

颈部转动

1 >> 正坐在椅子上，双腿自然分开，双脚平放在地面，头部面向躯干正前方。

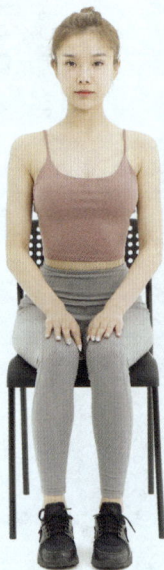

左、右各
10~15次/组

3~5组/天

注意事项

保持均匀呼吸，避免憋气。旋转速度不宜过快。

2 ≫ 保持背部挺直，头向一侧旋转，然后再向对侧旋转。重复以上步骤至规定次数。

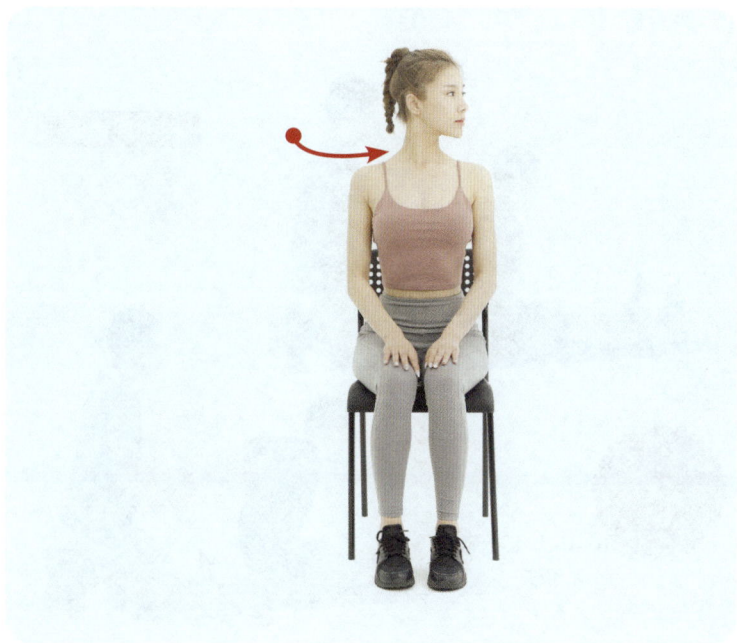

三角肌前束拉伸

1 》 被拉伸者坐于垫上，双腿伸直，双脚分开与肩同宽，躯干与地面垂直。被拉伸者双臂后伸，同伴跪立在其身后抓住其手腕。

2 》 同伴缓慢将被拉伸者手臂向上抬高，直至被拉伸者肩部前群肌肉有中等强度牵拉感，保持3~5秒，回到起始姿势，完成规定次数。

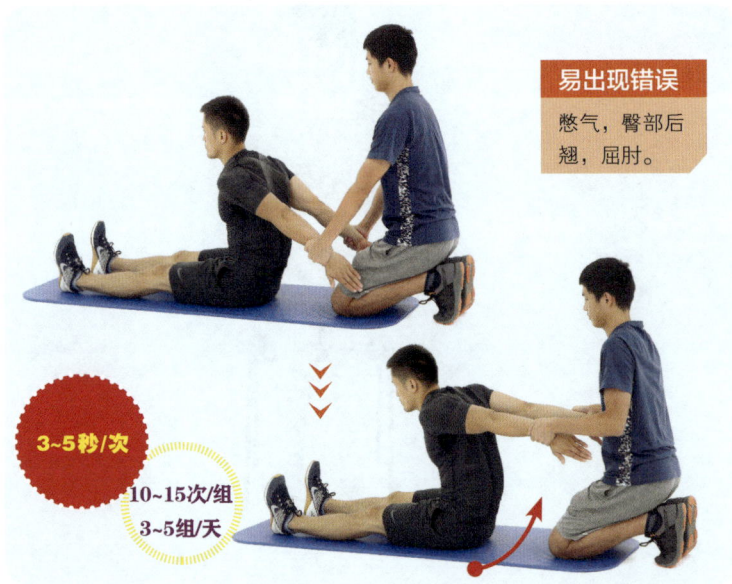

易出现错误
憋气，臀部后翘，屈肘。

3~5秒/次

10~15次/组

3~5组/天

注意事项
吸气时，手臂外展上举；呼气时，手臂落下收回。

动作益处分析
促进手臂的血液循环，保护肘部，避免肘部疼痛加重。

肩外展运动

1 ≫ 双脚平行站立，略宽于肩，脚尖朝前，双腿伸直，**臀部收紧**，挺胸抬头，目视前方，双臂伸直，**于下腹前交叉**。

2 ≫ 双手缓慢向两侧外展，**抬至头上方，再次交叉**。回到起始姿势，完成规定次数。

易出现错误

憋气，臀部翘起。

15~20次/组

3~5组/天

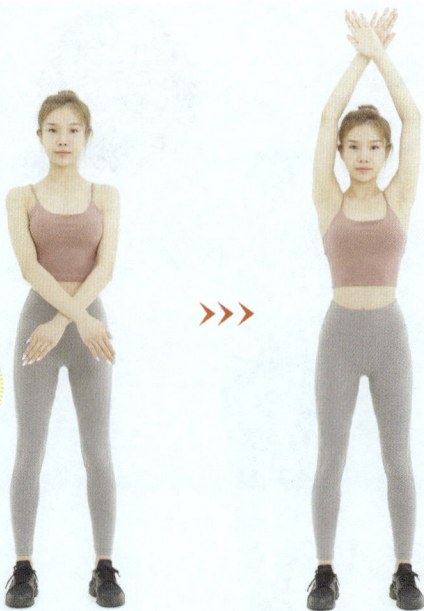

≫≫≫

注意事项

吸气时，手臂外展上举；呼气时，手臂落下收回。

动作益处分析

促进手臂的血液循环，避免疼痛加重。

徒手平举

1 ➤ 站立，双脚并拢，脚尖朝前，目视前方，双臂紧贴大腿两侧。双臂侧平举后自然落于体侧，完成规定次数。

2 ➤ 回到起始姿势，双臂前平举后自然落于体侧，完成规定次数。

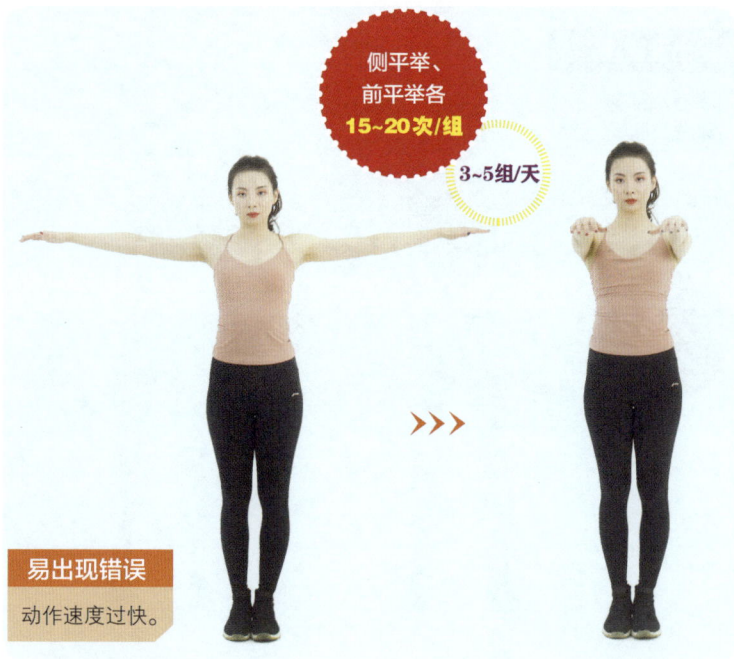

侧平举、前平举各
15~20次/组

3~5组/天

>>>

易出现错误
动作速度过快。

注意事项
动作轻柔，速度缓慢。

动作益处分析
防止关节僵硬水肿、疼痛进一步加重。

手臂起落

1》 站姿，双脚分开与肩同宽，脚尖朝前，抬头挺胸，目视前方。双手紧贴大腿两侧。

2》 双手自大腿两侧向上抬起，双手背在头部上方相碰。双臂自然落于体侧。回到起始姿势，按规定完成动作。

易出现错误

耸肩，憋气，动作速度过快。

15~20次/组

3~5组/天

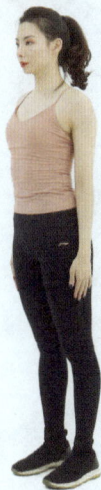

>>>

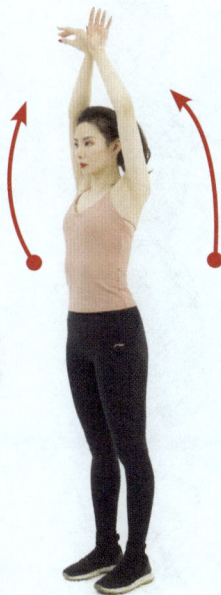

注意事项

保持正常呼吸，吸气时手臂向上，呼气时手臂向下。

动作益处分析

缓解酸痛，降低颈椎病、肩周炎等的发生概率。

手臂画圈

1 >> 站姿，双腿伸直，臀部收紧，挺胸抬头，目视前方，下颌收紧，双臂侧平举，掌心向下。

2 >> 双臂以肩为中心，一臂顺时针画圈，另一臂逆时针画圈，幅度适中。回到起始姿势，完成规定次数。

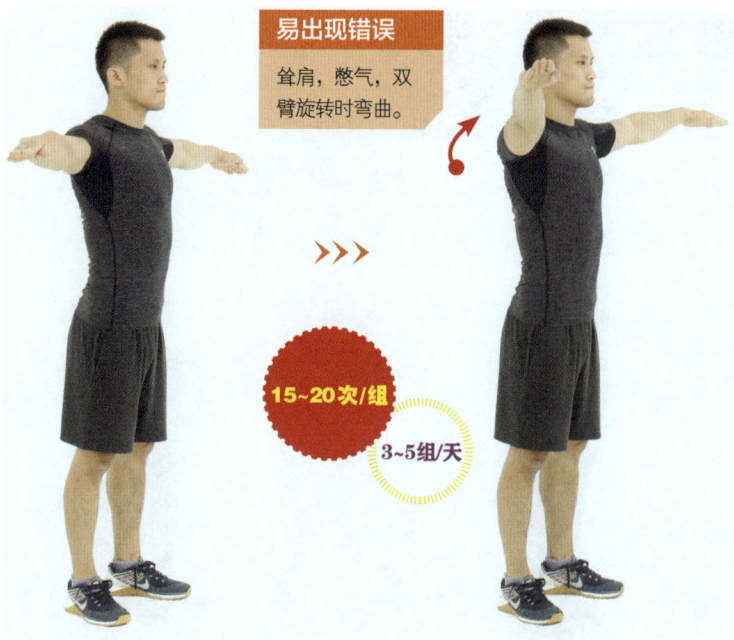

易出现错误

耸肩，憋气，双臂旋转时弯曲。

>>>

15~20次/组

3~5组/天

注意事项

画圈动作以不引起疼痛为宜；保持正常呼吸。

动作益处分析

促进双臂的血液循环，缓解酸痛。另外，增加上肢的灵活性，提高身体的控制能力。

早安式－体前屈

1》 站姿，双脚开立与肩同宽，**背部平直，腹部收紧**，双手轻扶头两
侧，**肘关节指向两侧**。

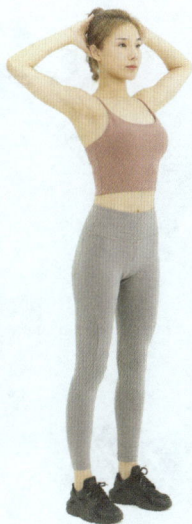

15~20次/组

3~5组/天

注意事项

速度缓慢，力度适中，保持正常呼吸，避免憋气。

2 ≫ 身体前屈，臀部向后移动，向前俯身至躯干约与地面平行。回到起始姿势，完成规定次数。

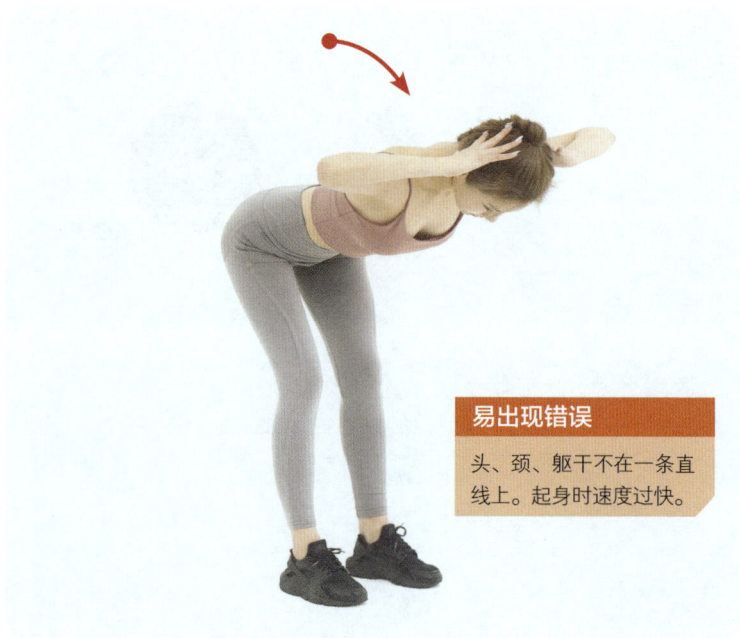

易出现错误

头、颈、躯干不在一条直线上。起身时速度过快。

动作益处分析

充分拉伸背部和腿部肌肉，增强人体的灵活性，缓解因颈椎间盘突出带来的紧张感。

跪姿 – 胸椎稳定运动

1》 俯撑姿，核心收紧，背部挺直，双手在肩关节正下方，双脚脚尖点地，一侧手臂抬起，手扶在耳旁，肘关节斜指向外侧上方。

左、右各
10~15次/组
3~5组/天

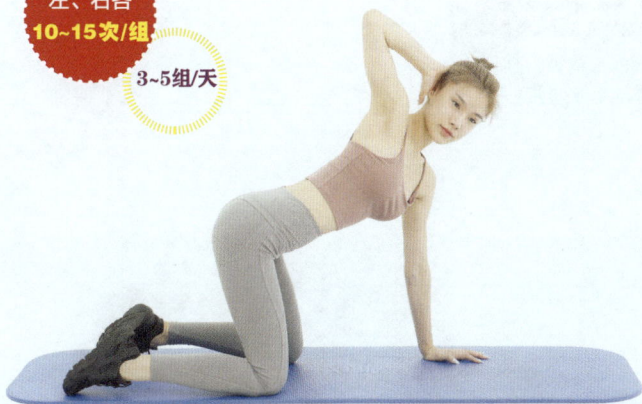

注意事项

速度缓慢，不要用力过猛，避免肌肉拉伤；保持正常呼吸。

2 》 保持身体稳定，该侧手臂向内侧下方移动，肘关节指向对侧手掌，回到起始姿势，完成规定次数。换另一侧做同样动作。

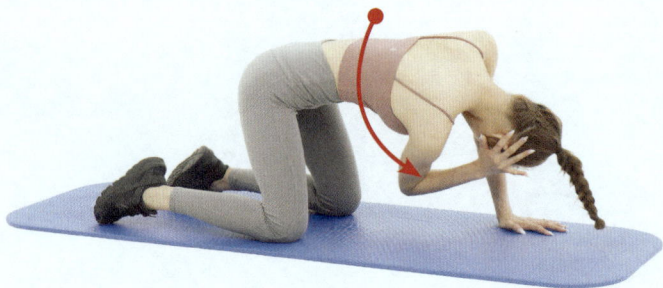

易出现错误

腹部未收紧，塌腰。
撑地手臂弯曲。

动作益处分析

强化背部肌肉力量，
保护、稳定胸椎。

拉伸胸部肌肉

1》 双脚前后开立，一侧脚在前，同侧手叉腰，另一侧脚在后，脚尖撑地，同侧手大致在与胸同高的位置扶住跳箱。

2》 身体逐渐向前方扭转至胸部肌肉有牵拉感。保持15～20秒，回到起始姿势，完成规定次数。换另一侧做同样动作。

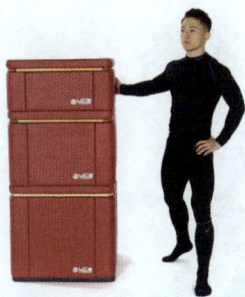

左、右各
15~20秒/次
8~10次/组
3~5组/天

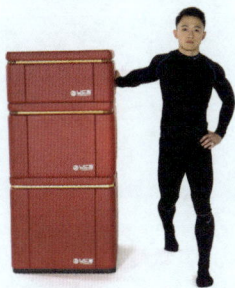

易出现错误

前臂未完全贴于墙面。弯腰驼背。

注意事项

控制运动强度，过程中不应出现明显的疼痛。

动作益处分析

拉伸胸大肌能够增加肌肉的柔韧性，减轻肌肉的紧张。

哑铃俯身飞鸟

1》 双脚分开，比肩略宽，双膝微屈，躯干略微前倾，双臂于身体两侧屈肘，双手掌心相对且分别抓握一只哑铃。

易出现错误

拉起哑铃时未吸气，放下哑铃时未呼气，且手臂未保持微屈，背部处于放松状态。

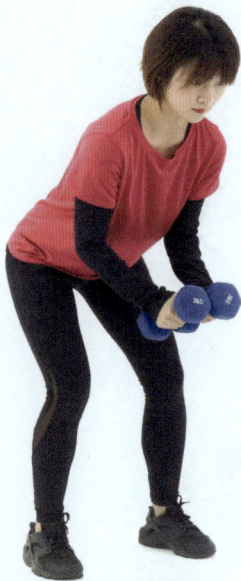

注意事项

双臂在上抬和下放的过程中，速度应缓慢，不宜过快。

2 ≫ 保持下肢和躯干姿势不变，双臂向两侧打开至与躯干在同一平面上，回到起始姿势，完成规定次数。

15~20次/组

3~5组/天

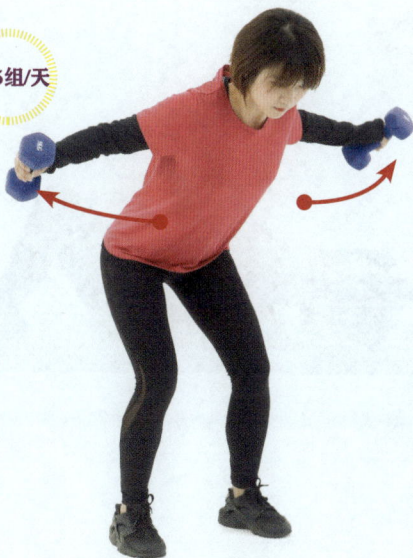

┃ 动作益处分析 ┃

进行背部肌肉训练，能够加强背部力量，改善圆肩驼背。

泡沫轴 – 伸展胸椎

1 〉〉 仰卧位，泡沫轴放于胸椎下方的垫子上。双手交叉抱住头部，头部后侧点地，双脚和臀部撑垫。

易出现错误

脚掌未完全踩在垫面上。

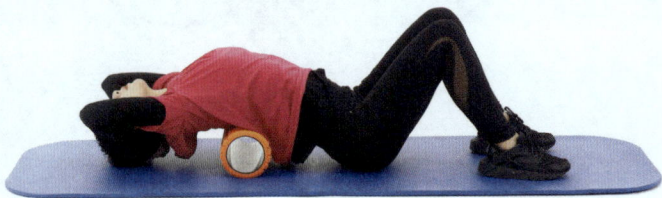

注意事项

控制运动强度，运动过程中若有明显疼痛感，应去除泡沫轴，转为平躺姿势休息。

2 ≫ 抬起头部，泡沫轴充分按压胸椎下方肌肉，保持3~5秒，回到
起始姿势，完成规定次数。

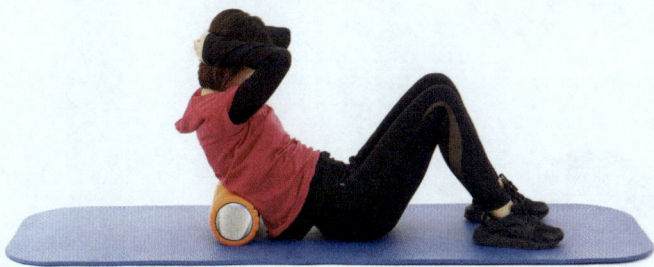

3~5秒/次

10~15次/组
3~5组/天

╲ **动作益处分析** ╱

提高脊柱的伸展程度，放松背部肌肉和关节。

扩胸运动

1 》 双脚平行站立，与肩同宽，脚尖朝前，双腿伸直，臀部收紧，挺胸抬头，目视前方。双手握拳，双臂侧平举，尽量向后扩展。

2 》 双臂屈肘，水平向后外展，平行于地面。双臂落下，回到起始姿势，完成规定次数。

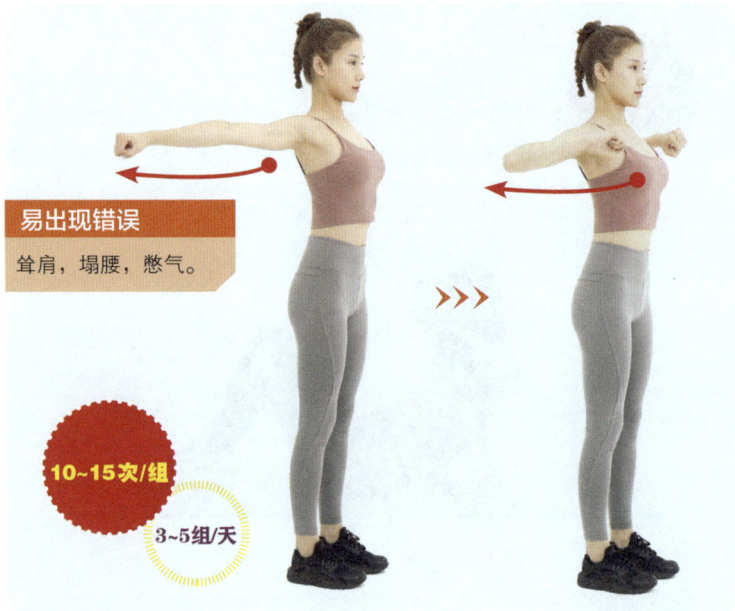

易出现错误

耸肩，塌腰，憋气。

10~15次/组

3~5组/天

注意事项

动作应舒缓，不宜剧烈；练习过程中，可配合深呼吸，以增大胸廓活动范围，促进膈肌运动。

动作益处分析

减轻脊柱周围的肌肉疼痛，改善强直性脊柱炎，防止驼背。

翻书训练

1 左侧卧姿，**双腿屈髋、屈膝90度**，双臂**于肩关节正前方伸直**，双手掌心相贴。

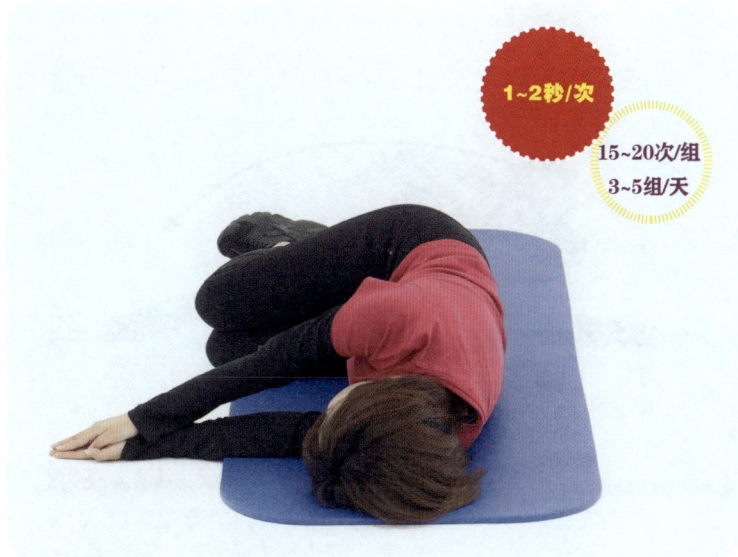

1~2秒/次

15~20次/组
3~5组/天

注意事项

吸气，侧卧准备，腹肌收紧，骨盆和躯干保持不动。吐气，上侧的手打开到最大限度，上端胸椎随着旋转到最大限度。

2 ≫ 保持左臂紧贴地面，躯干向右侧旋转，同时右臂缓慢地向右打开至最大限度，保持1~2秒。恢复至起始姿势，重复规定次数后，换另一侧做同样动作。

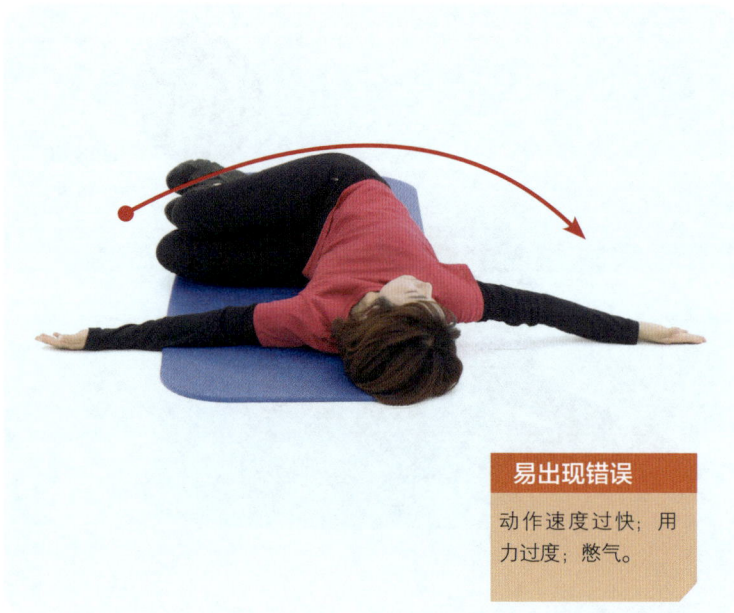

易出现错误

动作速度过快；用力过度；憋气。

◣ 动作益处分析 ◢

改善胸椎紧张状态，增加胸椎灵活性，改善脊柱侧弯，缓解肩颈疲劳。

上背部拉伸

1 ≫ 站姿，双腿伸直，臀部收紧，挺胸抬头，目视前方，下颌收紧，两臂自然下垂位于大腿两侧。

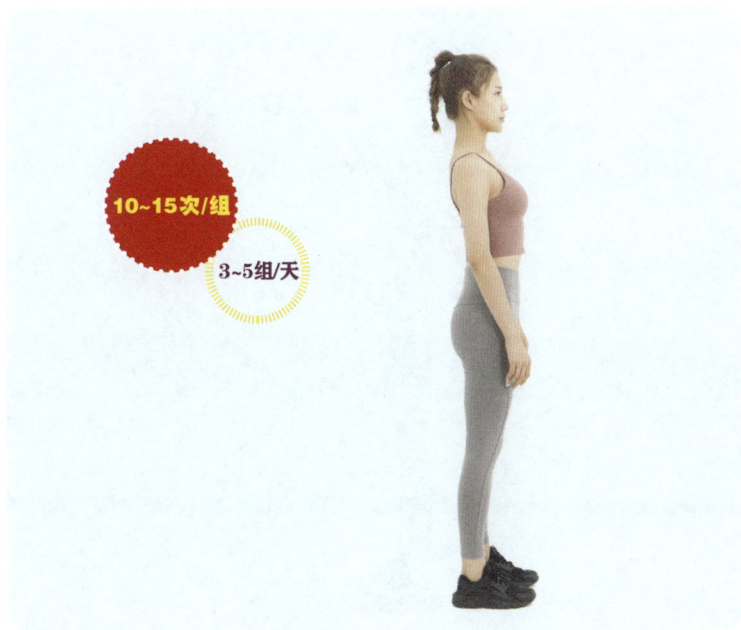

10~15次/组

3~5组/天

注意事项
保持均匀呼吸，避免憋气。

2 》 双手十指交叉，双臂同时内旋，并伸直至身体的最前方，用力向正前方伸展，两肩同时向前，肩胛骨前伸。完成规定的次数。

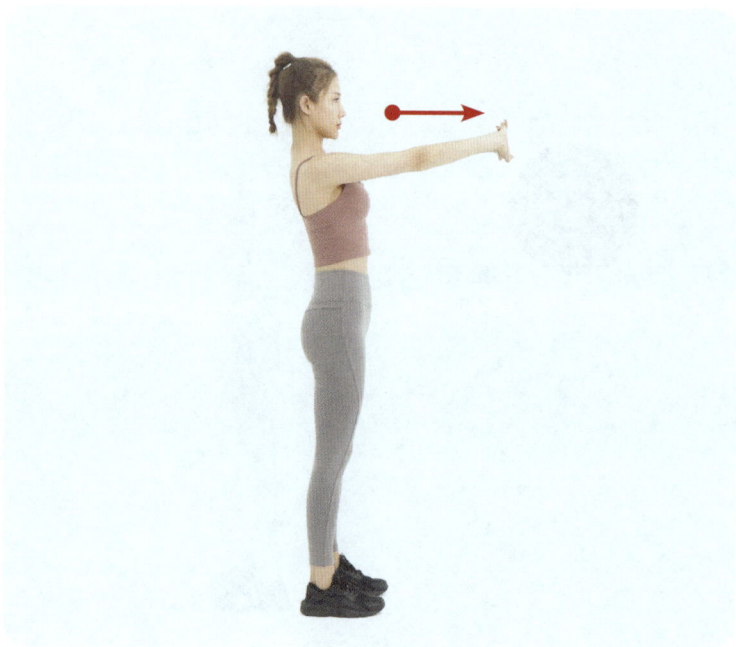

动作益处分析

改善血液循环，放松背部、手臂和肩关节的肌肉，缓解手臂酸痛感。

婴儿式

1》 跪姿，双膝分开与髋同宽，踝关节位于臀部正下方，足背贴于垫上，额头贴垫，双手分开与肩同宽，尽量在头顶前方伸直。

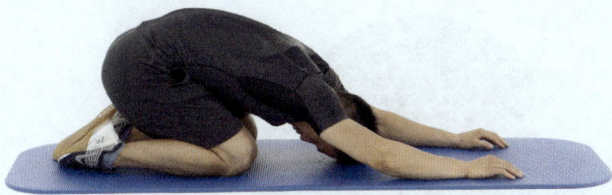

3~5秒/次

10~15次/组
1~2组/天

第 5 章 改善练习

注意事项

控制好力度，避免拉伤。

95

2 ≫ 双臂弯曲，双手收回放置在躯干两侧，头部向躯干收回，保持该姿势至规定时间。

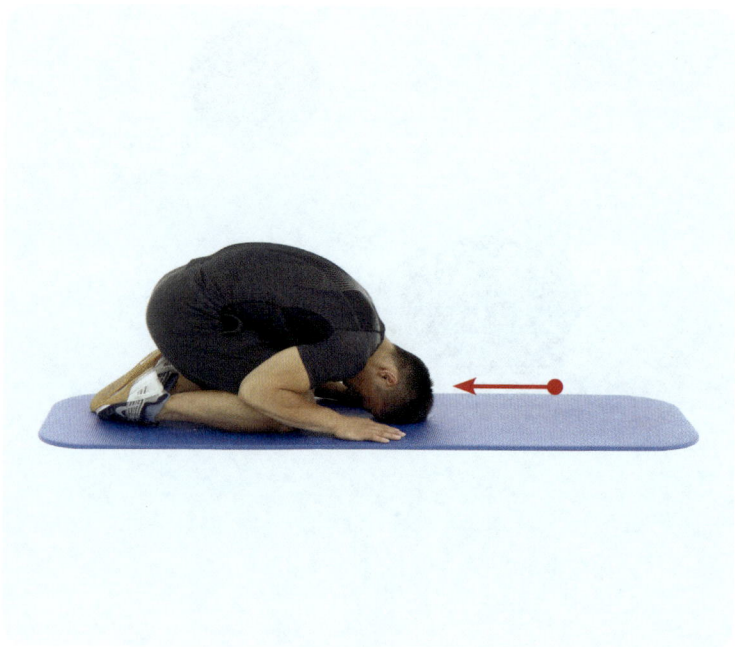

动作益处分析

维持脊柱的生理曲度，防止进一步畸形。

手腕旋转

1 双脚与肩同宽，脚尖朝前，双腿伸直，**臀部收紧**，挺胸抬头，目视前方，两臂自然下垂，肩关节外展、肘关节屈曲，**五指分开、伸直**，掌心向下。全身保持不动，双手腕**先向内屈曲45度**。

2 双手腕再向外侧环绕360度。回到起始姿势，完成规定次数。

易出现错误
动作速度过快。

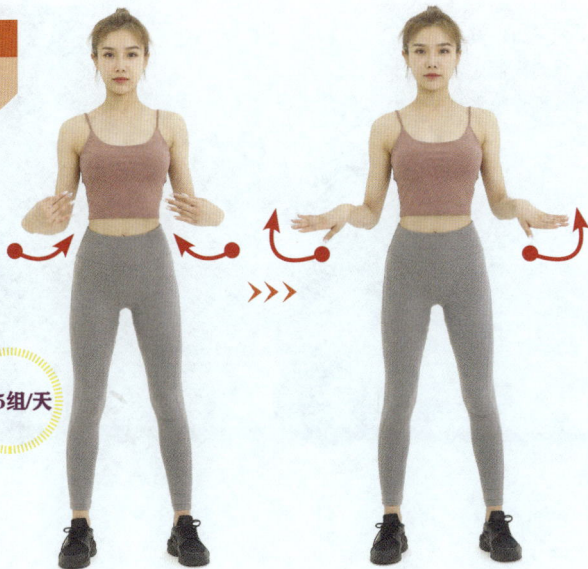

15~20次/组

3~5组/天

第 5 章 改善练习

注意事项
动作轻柔，速度缓慢，避免突然动作拉伤手腕。

动作益处分析
促进血液循环，缓解手腕疲劳。

哑铃 – 双侧屈伸腕练习

1》 坐在训练椅上，双手握哑铃，前臂放在膝盖上，手腕悬空，掌心向下。前臂肌群发力，两侧同时向上伸腕。回到起始姿势，完成规定次数。

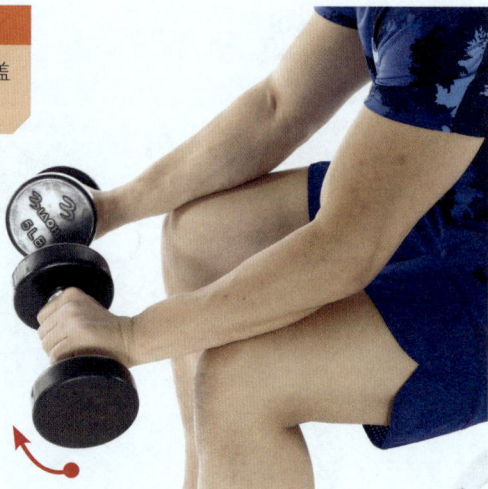

易出现错误

前臂未固定在膝盖上，手腕未悬空。

注意事项

哑铃的重量不要过重，2~5千克即可，次数和组数也不要太多。

2 ≫ 坐在训练椅上，双手握哑铃，前臂放在膝盖上，手腕悬空，掌心向上。前臂发力，双手同时向上屈腕。回到起始姿势，完成规定次数。

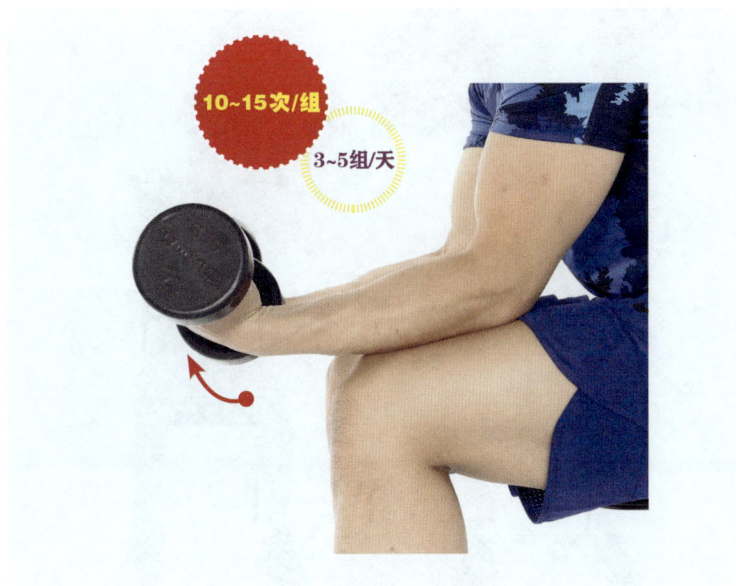

10~15次/组

3~5组/天

┃ 动作益处分析 ┃

锻炼腕关节周围的肌肉力量，缓解"键盘手"的不适感。

手指对抗伸展

1 ≫ 坐在椅子上，后背挺直，大小腿呈90度，小腿垂直于地面，双脚比肩略宽，肩关节、肘关节外展，五指相对，置于胸前。

2 ≫ 双手相对发力，使五指相贴，两掌心用力相对。回到起始姿势，完成规定次数。

易出现错误

低头，弯腰驼背。

15~20次/组

3~5组/天

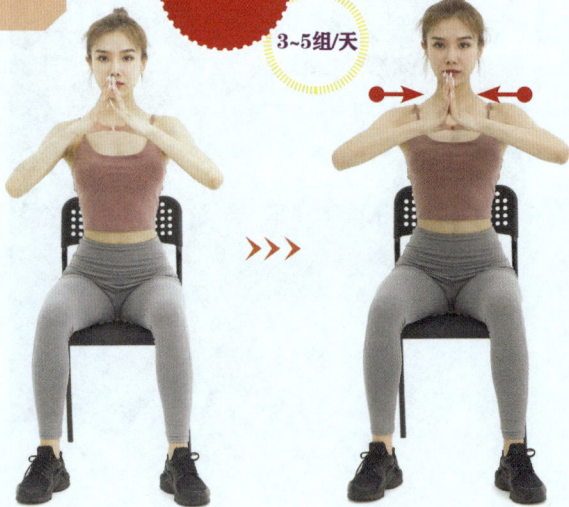

注意事项

不能过于用力，避免软组织受损。

动作益处分析

增强手指的柔韧性，缓解肘管综合征导致的手指僵硬。

手指舒展

1 ≫ 坐在椅子上，躯干前倾，双腿分开，双肘置于膝关节处，**腰背挺直**，头部保持**中立位**。

2 ≫ 双手掌心向下，**五指伸直且用力分开**，伸指肌有明显的牵拉感。回到起始姿势，完成规定次数。

易出现错误

手部不发力，身体发力。

3~5秒/次

10~15次/组
3~5组/天

≫≫≫

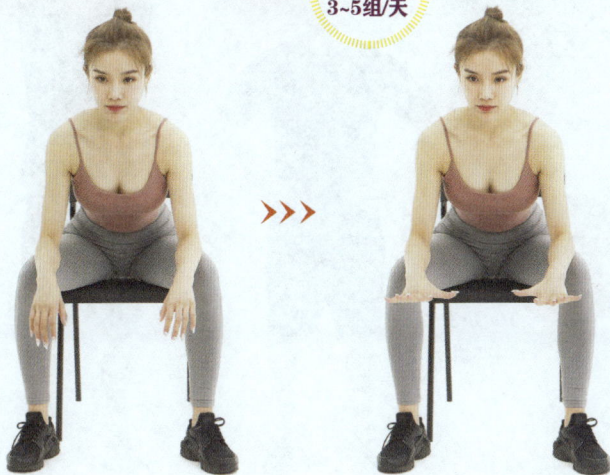

注意事项

吸气时，手指用力张开；呼气时，手指放松收回。

动作益处分析

强化手部和前臂肌肉力量，进而缓解肘部疼痛。

站姿 – 手臂上举拉伸

1 》双脚平行站立与肩同宽，脚尖朝前，双腿伸直，**臀部收紧**，挺胸抬头，目视前方，下颌收紧，双手叉腰。

2 》双手十指交叉，**向上举过头顶**，双臂向高处伸展。回到起始姿势，完成规定次数。

易出现错误

用患侧手臂带动健侧手臂上举拉伸；颈前倾；弯腰驼背、臀部后翘。

2~3秒/次

10~15次/组
3~5组/天

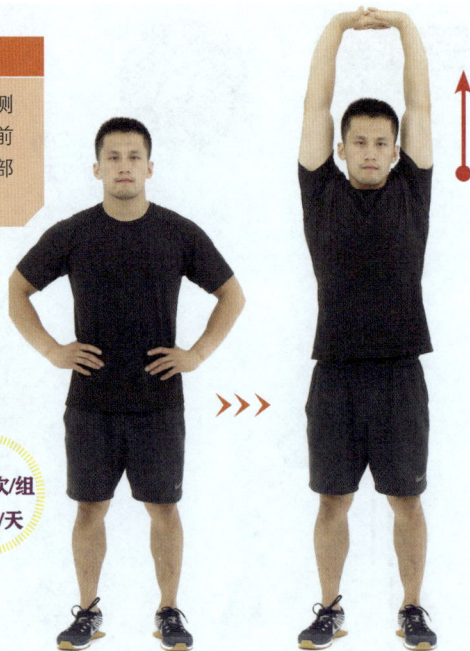

注意事项

患侧手臂主动上举过程中，不应出现明显的疼痛。

动作益处分析

改善血液循环，放松手臂和肩关节的肌肉和韧带，缓解手臂酸痛感。

手腕屈伸 – 被动拉伸训练

1 》 站姿，双脚与肩同宽，脚尖朝前。双臂伸直自然向前抬起、伸腕，掌心朝外，手掌垂直于地面，另一侧手放在伸直手的手指上，向身体方向发力。保持3~5秒，回到起始姿势。

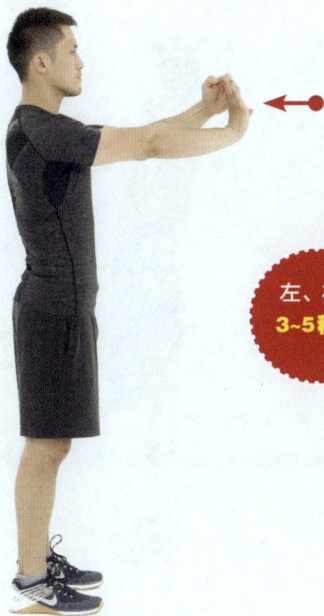

左、右各
3~5秒/次

10~15次/组
3~5组/天

注意事项

拉伸时，先充分屈指，再屈腕。

2 ≫ 双臂伸直自然向前抬起、屈腕，<u>掌心朝内，手指指向地面</u>，另一侧手放在伸直手的手背上，<u>向身体方向发力</u>。保持3~5秒，回到起始姿势，完成规定次数。换另一侧做同样动作。

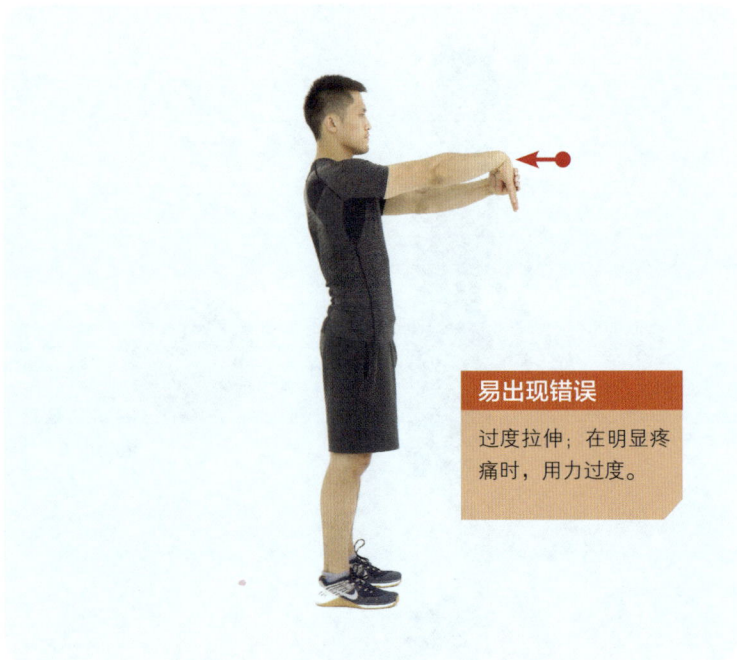

易出现错误

过度拉伸；在明显疼痛时，用力过度。

动作益处分析

预防网球肘，促进血液流通，促进功能恢复。

弹力带－臂上抬训练

1 ≫ 双脚分开站立且踩住弹力带的一端，距离小于肩宽，右手叉腰，左臂于体前斜向下伸直并用左手握住弹力带的另一端，使弹力带具有一定张力。

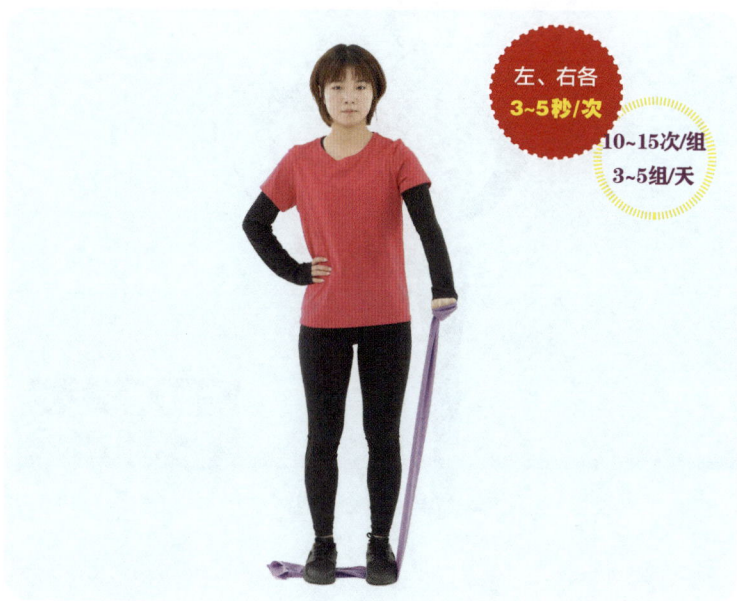

左、右各
3~5秒/次
10~15次/组
3~5组/天

第 5 章 改善练习

注意事项

以不引起强烈疼痛的强度和幅度进行训练。呼气时，手臂上抬；吸气时，手臂下放。

2 ≫ 保持躯干及下肢稳定，左臂向斜前方上抬至与地面平行，保持
3~5秒，回到起始姿势，完成规定次数。换另一侧做同样动作。

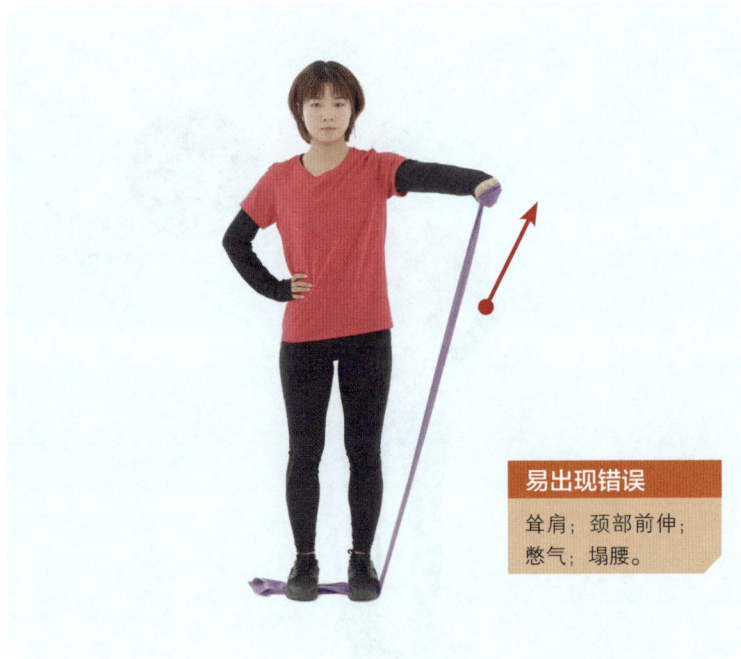

易出现错误

耸肩；颈部前伸；
憋气；塌腰。

动作益处分析

强化上肢肌肉力量，增大活动范围，以此缓
解局部疼痛。

肱三头肌拉伸

1 双脚分开比肩略宽，双腿伸直，臀部收紧，挺胸抬头，目视前方，
下颌收紧，双臂自然下垂。

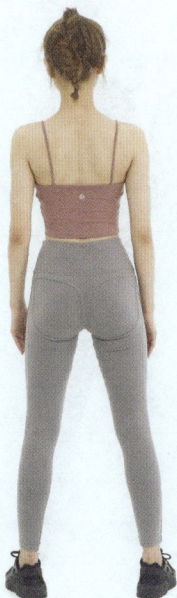

左、右各
3~5秒/次
10~15次/组
3~5组/天

注意事项

用健侧手臂带动患侧手臂上举，患侧手肘不施力，感受明显的牵拉感；
保持正常呼吸。

2 ≫ 一侧手臂外展，屈臂，经头部上方放置于脑后，五指分开贴近身体，另一侧手按在被拉伸手的肘关节处，辅助发力。向后伸展至最大幅度。两侧手臂交替进行拉伸，回到起始姿势，完成规定的次数。换另一侧做同样动作。

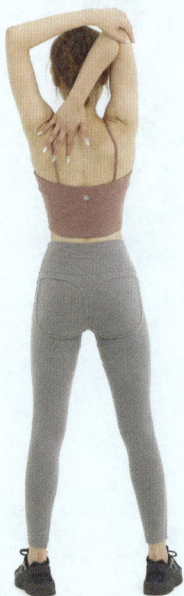

易出现错误

耸肩；颈部前伸；
憋气；塌腰。

动作益处分析

缓解上肢的僵硬，通过增加上臂的活动范围改善肘部不适，进而促进网球肘的恢复。

弹力带 – 单侧屈伸腕练习

1 》 坐于椅上，双腿屈膝约90度，躯干前倾，一侧脚踩住弹力带一端，同侧手握弹力带另一端，拳心朝上，肘部支撑于膝关节上，前臂平行于地面，另一侧手扶同侧膝关节，保持弹力带有一定张力。前臂发力，腕关节向上屈曲至最大限度，拳心朝后。重复至规定次数。

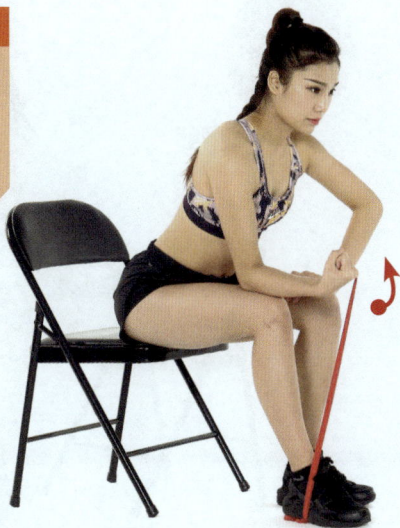

易出现错误

身体歪斜不稳定；屏气；速度过快，力度过大，忽略疼痛。

注意事项

循序渐进，动作充分，但不要过猛；身体平稳，避免晃动；腹式呼吸，不憋气；如果感到任何不适，应立即停止运动。

2 ≫ 回到起始姿势，握弹力带的手，变为拳心向下。前臂发力，**腕关节向上伸展**至最大限度，**拳心朝前**。重复至规定次数。换另一侧做同样动作。

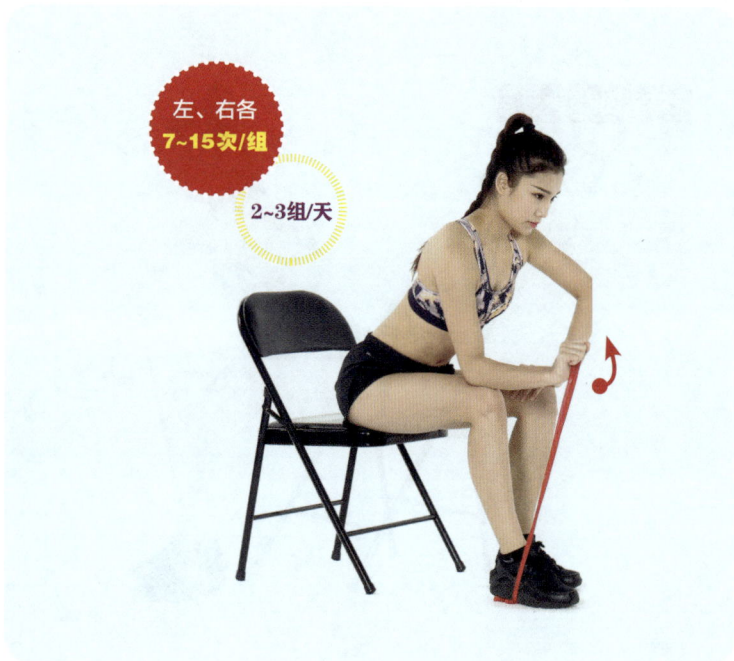

左、右各
7~15次/组

2~3组/天

╱╱ 动作益处分析 ╲╲

加强腕关节的稳定性；锻炼手腕、手臂肌群，增强肌肉力量和耐力；缓解疼痛症状；促进身体代谢。

俯卧超人训练

俯卧姿，双臂前伸，双腿向后伸直。保持躯干和髋部紧贴垫面，头部、肩部、双臂和双腿同时向上抬起。保持3~5秒，回到起始姿势，完成规定次数。

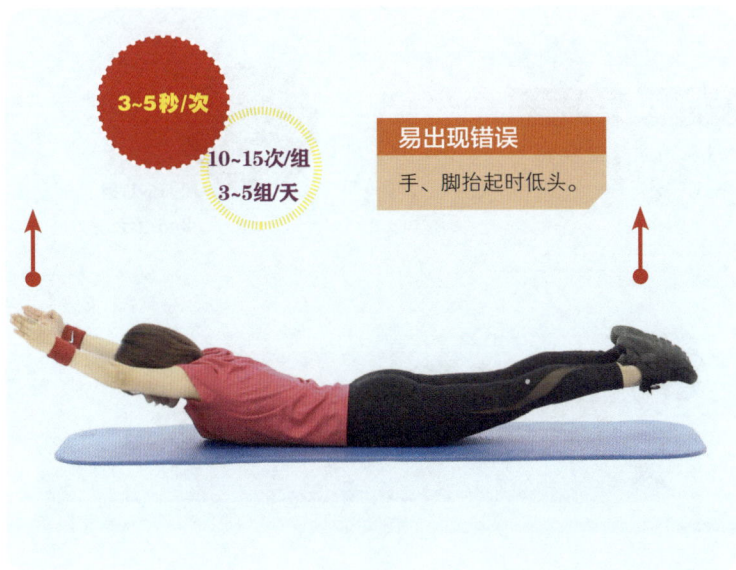

3~5秒/次

10~15次/组
3~5组/天

易出现错误
手、脚抬起时低头。

动作益处分析

头颈部随双手、双脚抬起时，能增强肩颈部肌肉力量，尤其是增强深层的颈椎力量，锻炼维持颈椎正常姿势、保持颈椎直立状态的肌肉。

注意事项

练习过程中，注意配合呼吸，尽量做到平稳呼吸，抬起时呼气、还原时吸气。禁止有严重背痛、腰椎受限、患骶髂关节疾病的人练习此动作。

静态平板支撑训练

身体呈俯撑姿势，屈肘，肘关节位于肩关节正下方，前臂和双脚脚尖支撑，身体从头部到脚踝保持在一条直线上。保持10~15秒，完成规定次数。

易出现错误

骨盆前倾，腰椎下塌，憋气。

10~15秒/次

10~15次/组
3~5组/天

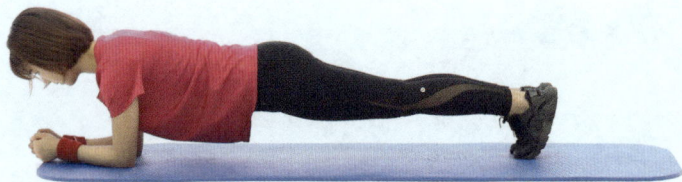

注意事项

身体不要晃动，全程保持均匀呼吸。

动作益处分析

增强腰背肌力量，维持脊柱的稳定性，延缓腰椎进一步退变，也能预防腰椎间盘突出的加重。

肢体伸展训练

1 》双臂伸直，双手撑垫，双膝跪垫，双脚脚尖点垫。髋关节和膝关节均呈90度角。背部挺直，核心收紧。

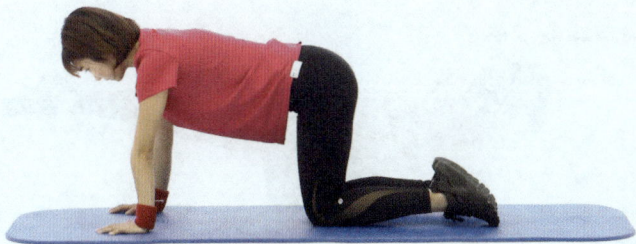

左、右各
3~5秒/次

10~15次/组
3~5组/天

注意事项

抬起的手臂和腿均与地面平行，切记不能过伸。不要刻意收缩腹肌，避免腰椎过度屈曲。

2 》 保持左臂和右腿姿势不变，左腿向后伸直至与地面平行，同时右臂前伸至与地面平行，保持3~5秒。重复规定次数后，换另一侧做同样动作。

易出现错误

大腿未与地面垂直，双手未与肩同宽，手臂和腿过伸。

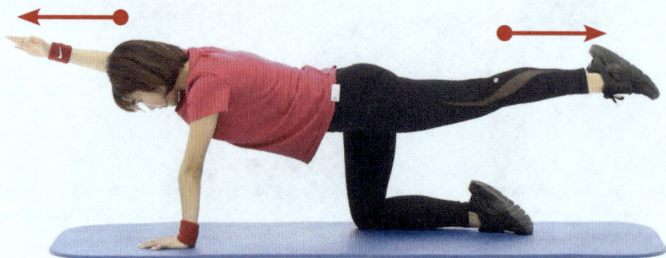

动作益处分析

提升核心肌群的力量，维持腰椎稳定。

站姿转体

1》 站姿，双脚开立与肩同宽，腰背挺直，双臂弯曲举于胸前，前臂平行于地面，双手握拳，拳面相对。

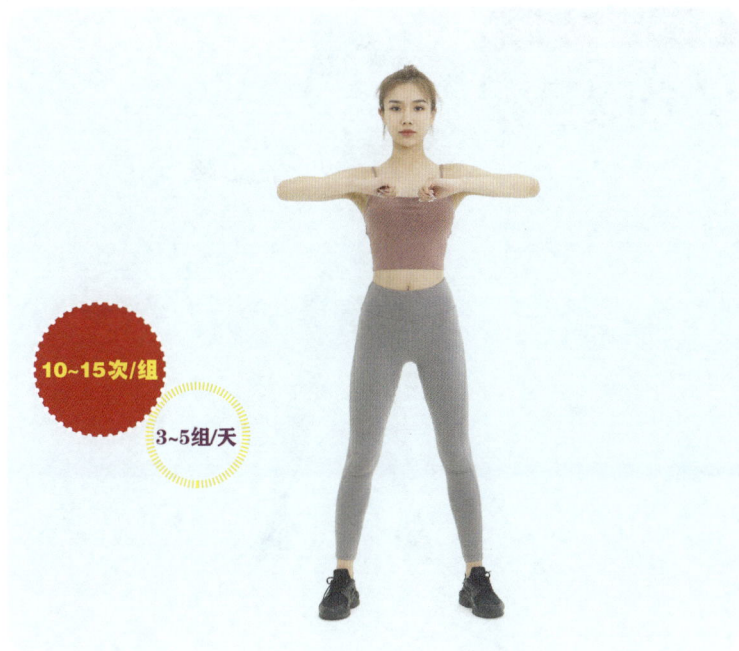

10~15次/组

3~5组/天

注意事项

转体时动作一定要缓慢。

2 ≫ 躯干向身体一侧旋转45度，然后回到起始姿势，躯干向身体另
一侧旋转45度。回到起始姿势，完成规定次数。

易出现错误

动作速度过快，用力过
度，憋气。

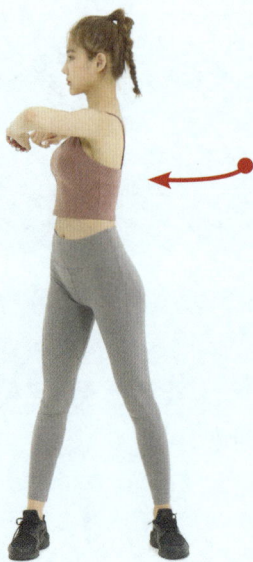

动作益处分析

改善脊柱的旋转功能，缓解腰背部的
疼痛、僵硬，增加脊柱的活动度。

仰卧－腹式呼吸训练

1》 仰卧姿，双手放于腹部。鼻腔吸气，保持胸廓不动，腹部鼓起。

2》 用口慢速呼出气体，感受腹部的收缩。保持15~20秒，回到起始姿势，完成规定次数。

15~20秒/次

10~15次/组
3~5组/天

易出现错误

呼吸时，腰部向上挺起。

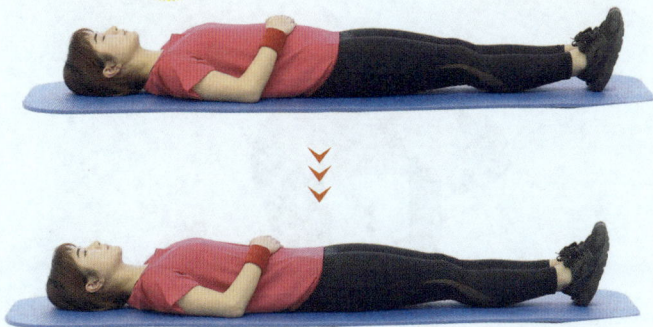

注意事项

呼吸要深长、缓慢；用鼻吸气、用嘴呼气。

动作益处分析

有效提高肺通气量，改善肺功能，扩展胸廓的同时，预防肋椎关节病变。

猫式伸展训练

1 身体呈俯撑跪姿，大腿尽量垂直于地面，**双臂伸直且位于肩关节正下方**，双手指尖朝前，背部保持平直。在吸气的同时将背部向上拱起至最大限度，**头部随之下压**，保持2秒。

易出现错误

双手未在双肩正下方；肘关节过伸；耸肩；憋气或呼吸过快。

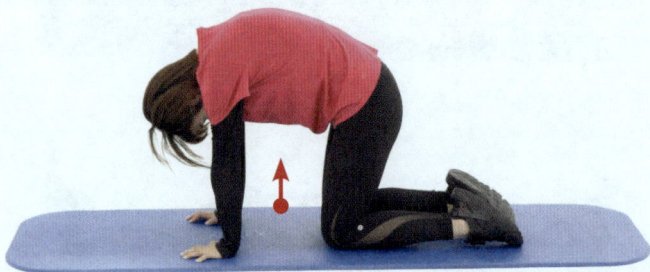

注意事项

吐气，从尾骨慢慢下放脊柱，吸气，从尾骨慢慢卷起脊柱。感受脊柱一节一节地运动。

2 》 在呼气的同时将背部下压至最大限度，头部随之上抬，保持
3~5秒。重复动作，完成规定次数。

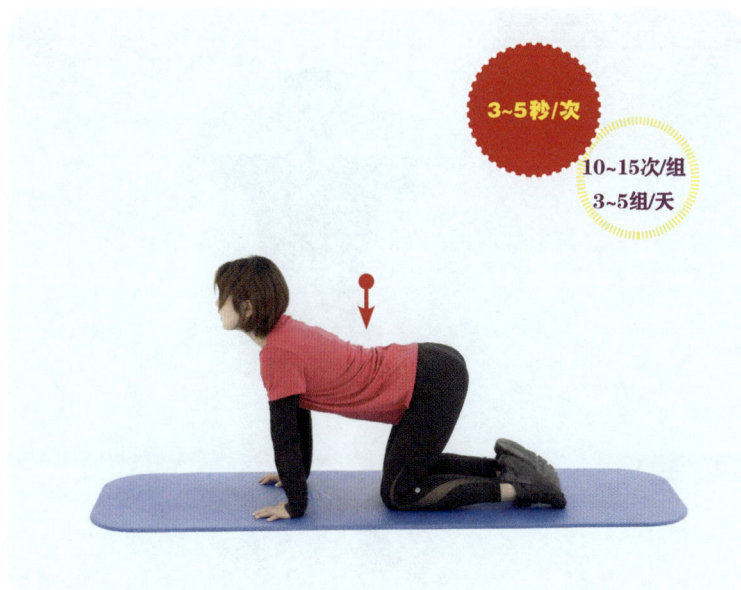

3~5秒/次

10~15次/组
3~5组/天

动作益处分析

改善脊柱前屈和后伸的活动能力；增加脊柱灵活性，促进血液循环，减
轻酸痛感和疲劳感。

脊柱伸展

1 ≫ 坐在椅子上，双脚与肩同宽，屈髋屈膝，双手放在耳后，腰背挺直，头部保持中立位。

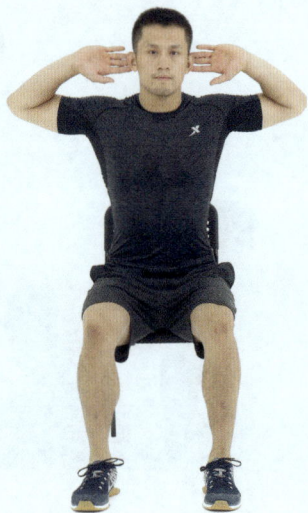

易出现错误

耸肩，憋气，动作速度过快。

注意事项

腰椎向左侧弯时则向右侧拉伸；腰椎向右侧弯时则向左拉伸。

2 》 俯身向前，躯干带动手臂，一侧手肘触碰对侧膝盖，回到起始姿势，另一侧手肘再触碰对侧膝盖。回到起始姿势，完成规定次数。

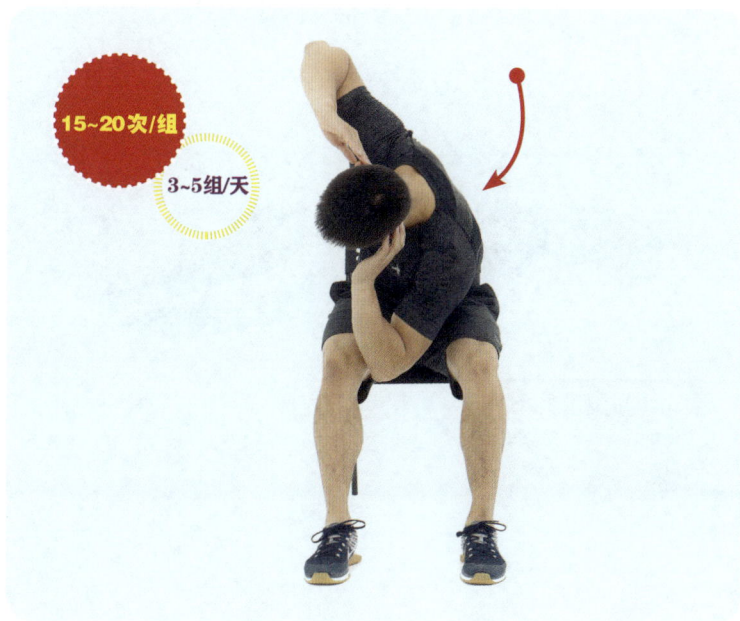

15~20次/组

3~5组/天

动作益处分析

增加脊柱内部更多的活动空间，放松脊柱周边的肌肉和神经。

跪姿 – 左右背部拉伸

1 跪姿，臀部坐在脚上，俯身向前至最低点，争取贴近垫面。

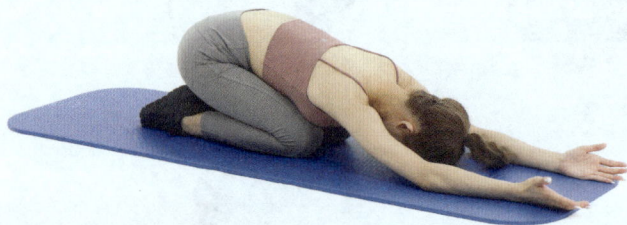

注意事项

腰椎向左侧弯时则背部右侧肌肉得到拉伸；腰椎向右侧弯时则背部左
侧肌肉得到拉伸。

2 ≫ 双手向右侧前伸，带动躯干屈曲，感觉背部有明显的牵拉感，保持相应的时间。回到起始姿势，完成规定次数。换另一侧做同样动作。

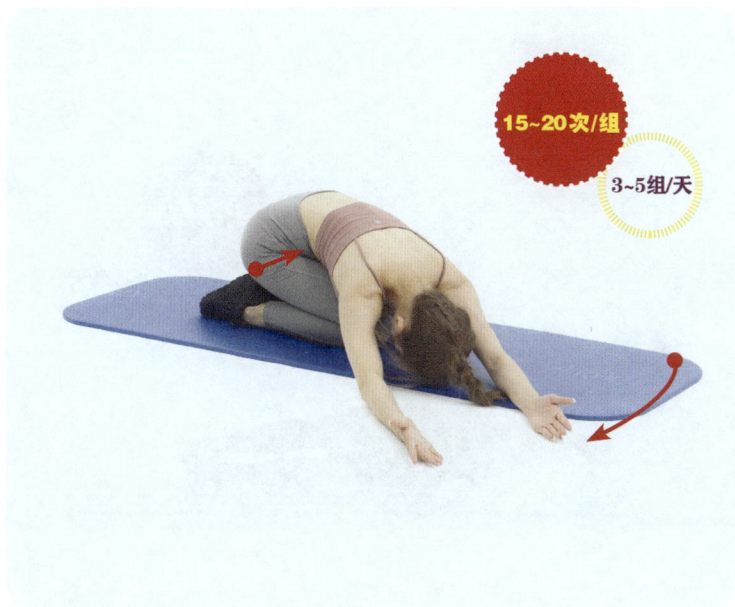

15~20次/组

3~5组/天

动作益处分析

降低脊柱侧弯程度，
预防脊柱侧弯。

动态侧桥训练

1》 侧卧姿，左手扶腰，右臂屈肘支撑，**上身抬起**，双腿并拢，**右腿几乎贴垫**。

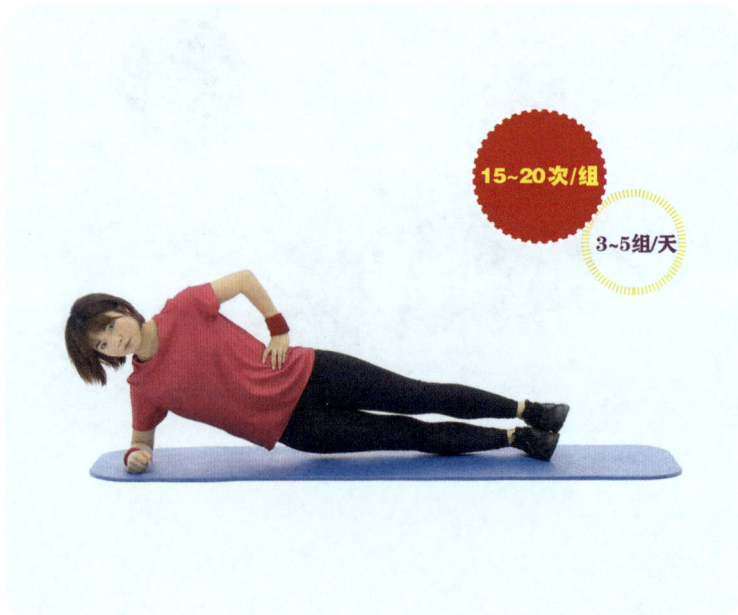

15~20次/组

3~5组/天

注意事项

保证骨盆的稳定性，同时腰背挺直，腹肌收紧。

2 ≫ 保持背部挺直，核心收紧，髋部向上抬起，身体从头部到脚踝在一条直线上，右脚侧面支撑。恢复起始姿势，重复规定次数后，换另一侧做同样动作。

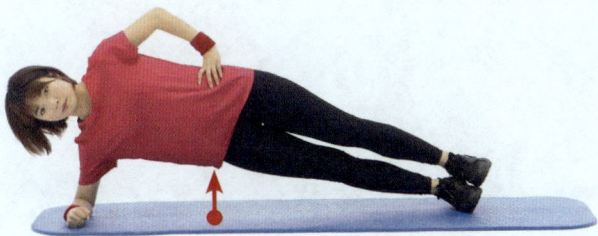

易出现错误

支撑侧的上臂未与地面垂直，髋部上抬、下落速度过快。

动作益处分析

左侧腰段侧弯时，采用右侧卧位侧桥，强化左侧腰腹部肌肉力量，改善左侧腰段侧弯；右侧亦然。

死虫训练 ⟩

1 ⟩ 仰卧姿，双臂垂直于地面，屈髋屈膝90度，小腿平行于地面，腰椎下压。

左、右各
3~5秒/次
10~15次/组
3~5组/天

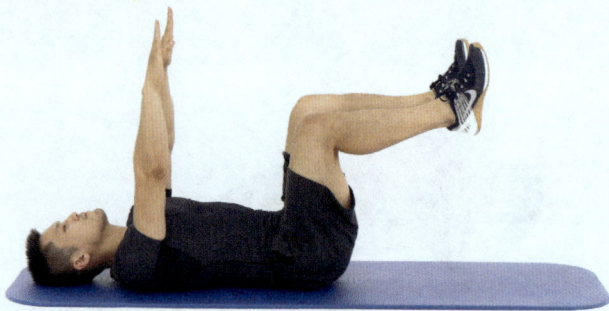

注意事项

尽量保持身体稳定，动作平稳流畅。

2 ≫ 双臂保持垂直于地面，一侧腿向前伸直，另一侧腿保持屈髋屈膝90度。换对侧进行同样的动作。完成规定次数。

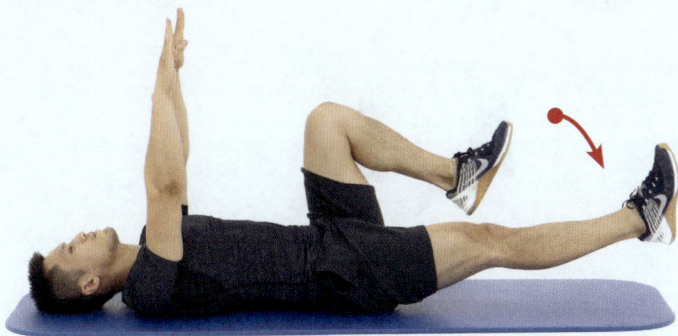

易出现错误
伸腿时，腰部离垫，憋气。

动作益处分析

激活深层肌肉、强化腹部肌群，维护脊柱的稳定性，减轻腰肌劳损。

仰卧 - 脚蹬车

1》 仰卧姿，双臂伸直放在身体两侧，双腿屈髋、屈膝，**一侧腿略微向前蹬，另一侧腿加大屈髋幅度。**

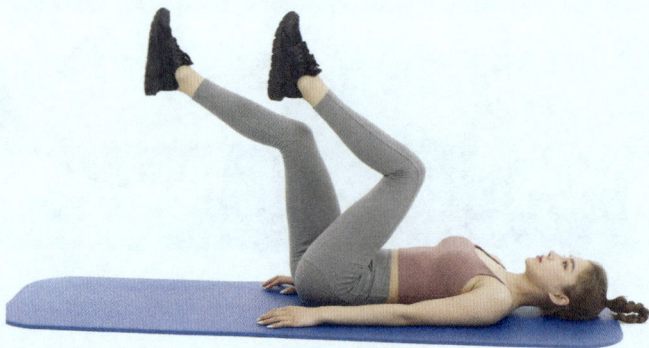

10~15次/组

3~5组/天

注意事项

背部应紧贴瑜伽垫或地面。

2 ≫ 双腿交换位置，两侧腿用这种方式以中等速度做匀速仰卧蹬车运动。全程保持核心收紧，背部挺直。回到起始姿势，完成规定次数。

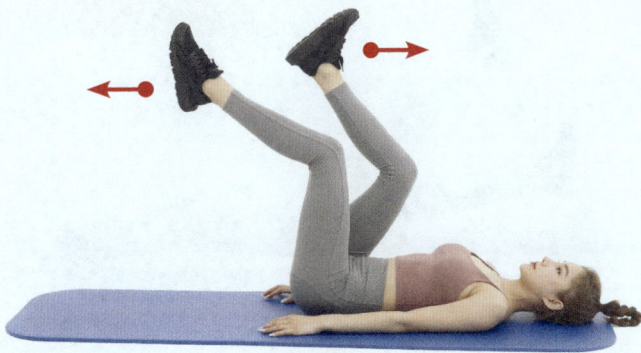

易出现错误

腰腹部向上挺，动作速度过快，憋气。

动作益处分析

增加骨盆运动，促进血液流通，还能锻炼腹部、腿部肌肉，缓解坐骨神经痛。

仰卧 – 交替抬腿

1》 仰卧姿，双臂伸直放在身体两侧，双腿略微弯曲，抬离垫面。一侧腿屈髋上抬至与地面约呈45度角，然后回到起始姿势的同时，对侧腿上抬至与地面约呈45度角。

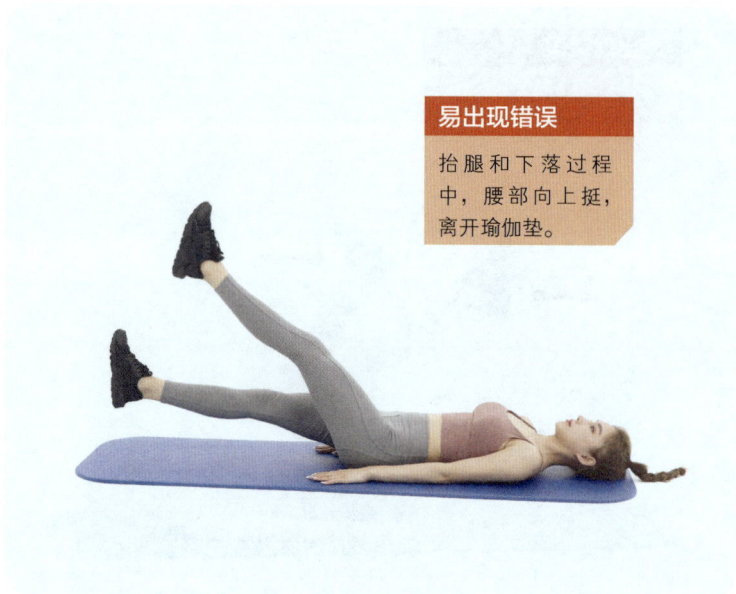

易出现错误

抬腿和下落过程中，腰部向上挺，离开瑜伽垫。

注意事项

缓慢抬腿，稳定片刻再缓慢放平。

2 ≫ 双腿用这种方式以中等速度匀速交替上抬。重复以上步骤至规定次数。

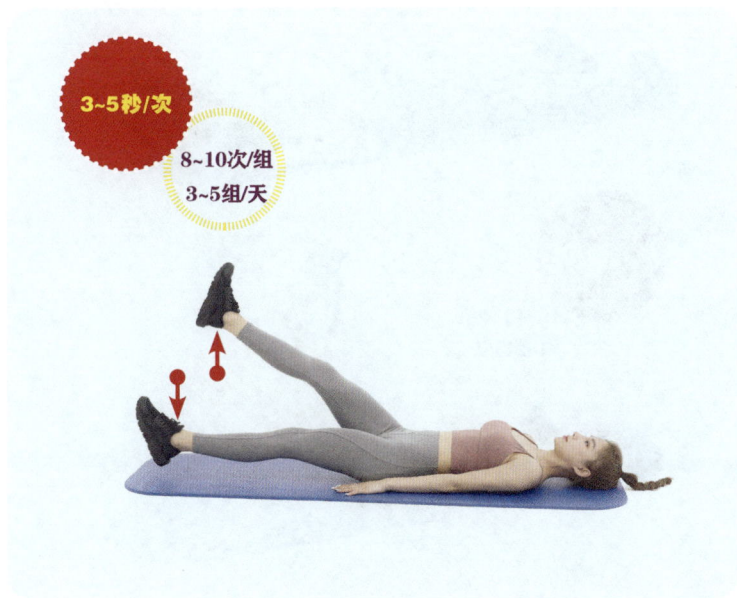

3~5秒/次

8~10次/组
3~5组/天

动作益处分析

适当抬腿能够促进血液回流，恢复血液的正常循环，以免血栓的形成，还能减轻腿部水肿等。

俯卧 – 腹部拉伸

1 ≫ 俯卧，胸部贴近垫面，双臂屈肘放于胸部两侧，前臂和双手支撑垫面。

2 ≫ 双手将胸部和肋骨最大限度地从垫面推起至腹部肌肉有中等程度的牵拉感。在规定时间内保持姿势。

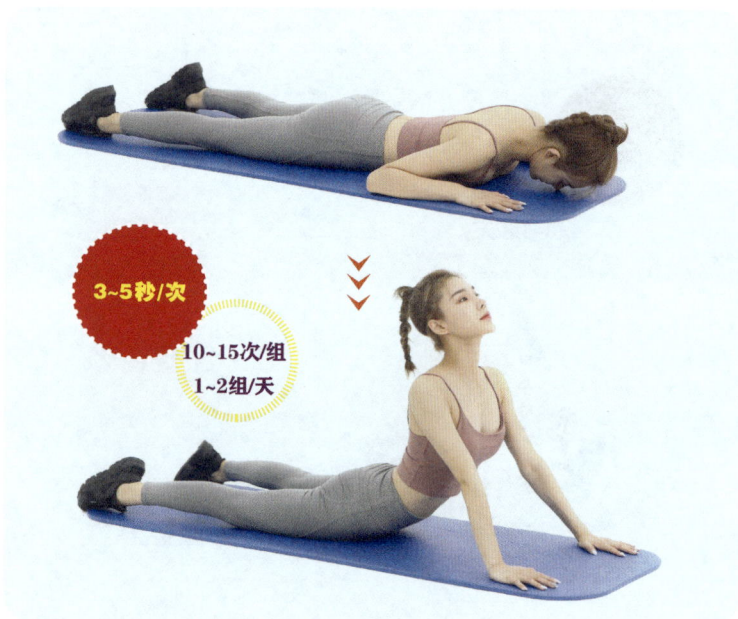

3~5秒/次

10~15次/组
1~2组/天

注意事项

禁止有严重背痛、腰椎受限、患骶髂关节疾病的人练习。

1》 仰卧姿，双臂靠近身体，手掌紧贴垫面。屈髋屈膝，双脚踩在垫子上。

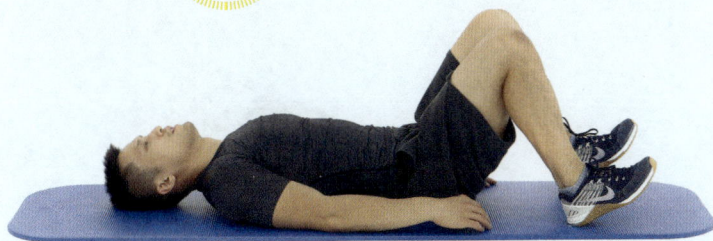

3~5秒/次

10~15次/组
3~5组/天

注意事项

避免憋气。膝关节要屈曲90度，双足平放在瑜伽垫上。

2 >> 腰腹部肌肉发力，臀部抬离地面，直至肩部、髋部、膝关节呈一条直线。保持3~5秒，回到起始姿势，完成规定次数。

易出现错误

臀部上抬至最高点时，臀、膝盖与肩膀未在一条直线上。

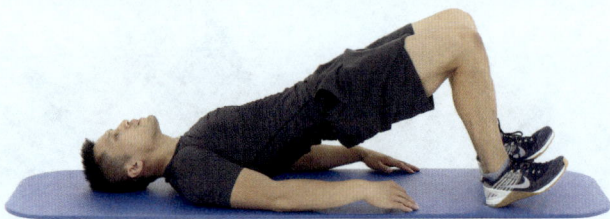

动作益处分析

增加核心肌群力量，缓解腰部酸痛、疲劳等不适感，进而改善腰椎间盘突出。

拉伸髂腰肌

1 呈弓步姿势，一侧腿在前，另一侧腿在后，腹部收紧，前腿大小腿之间保持90度，小腿垂直于地面，膝盖和脚尖方向一致，后脚脚尖点地。

易出现错误
骨盆前倾，腰部拱起。

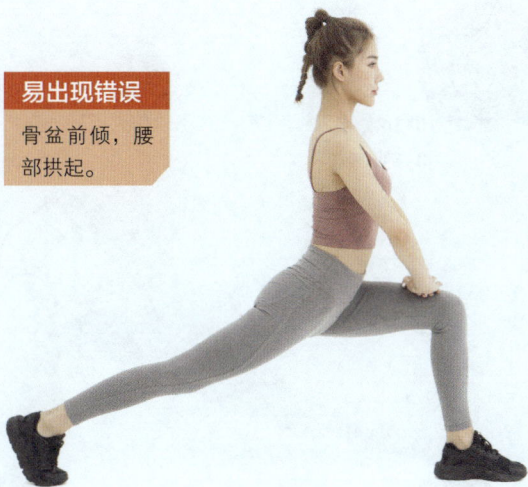

注意事项

拉伸右侧髂腰肌时，感受右侧腹股沟有明显的牵拉感，对侧亦然，记住不要骨盆前倾。

2 ≫ 双手扶在前腿膝关节处，**身体向一侧逐渐旋转至最大幅度**，直至同侧髂腰肌有中等强度的牵拉感。保持10~15秒，回到起始姿势，完成规定次数。换另一侧做同样动作。

左、右各
10~15秒/次

10~15次/组
3~5组/天

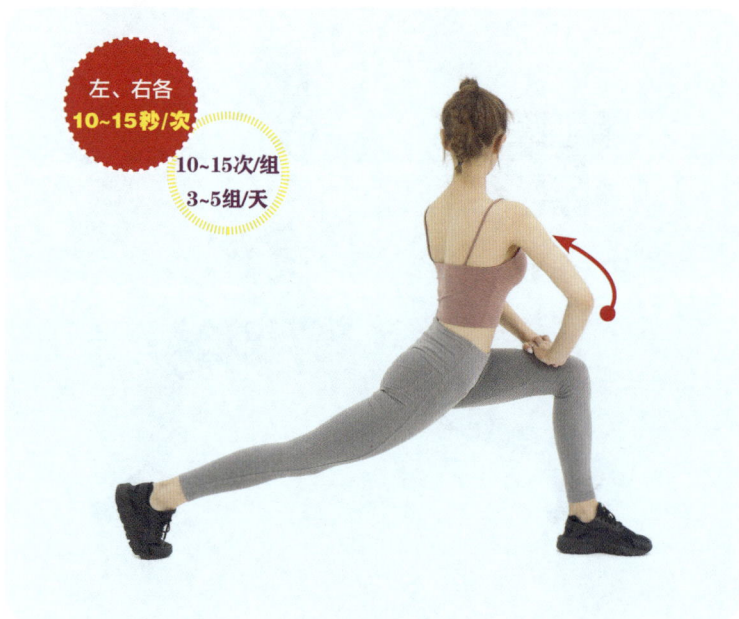

⟍ **动作益处分析** ⟋

改善久坐或髂腰肌力量不足导致的髂腰肌紧张，改善骨盆前倾，使骨盆回正。

徒手深蹲

1 ▷ 站姿，双手放于双腿两侧，双脚与肩同宽。抬头挺胸，背部挺直，目视前方。

2 ▷ 双臂前平举，腰腹部肌肉发力，臀部向后坐，保持背部挺直，脚尖和膝盖对齐，保持3~5秒，回到起始姿势。

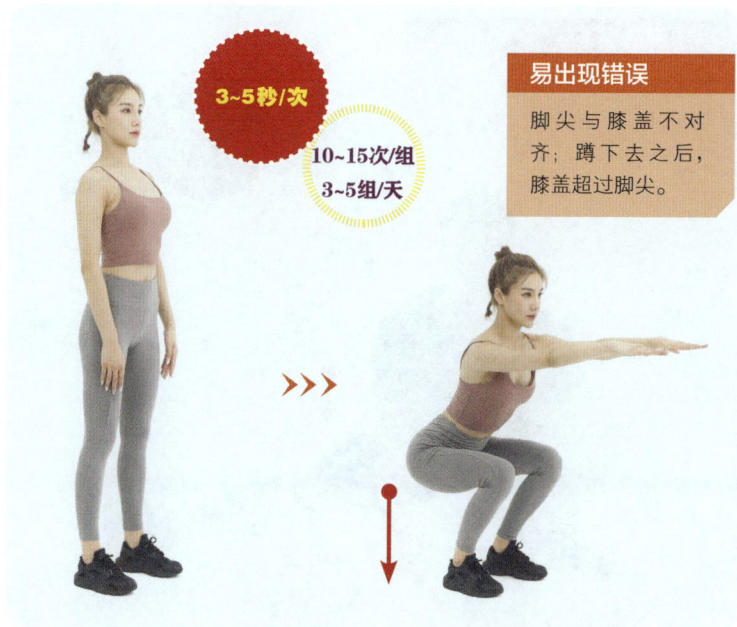

3~5秒/次

10~15次/组
3~5组/天

易出现错误

脚尖与膝盖不对齐；蹲下去之后，膝盖超过脚尖。

注意事项

下蹲之后，确保膝盖的方向与脚尖一致。

动作益处分析

增大盆底肌的强度和韧性，对抗炎症导致的肌肉痉挛，缓解疼痛等不适。

拉伸腿部内收肌

双腿屈髋、屈膝下蹲，大腿小腿完全贴合，身体重心移至一侧腿，对侧腿向外侧伸直，核心收紧，背部挺直，双臂伸直，双手握拳，支撑于身前的地面。臀部向下坐，直至伸直的大腿内侧肌群有中等强度牵拉感，保持3~5秒，完成规定次数。换另一侧做同样动作。

易出现错误

用力下压正在拉伸的腿部，弯曲腿的膝盖与脚尖未对齐。

左、右各
3~5秒/次
10~15次/组
3~5组/天

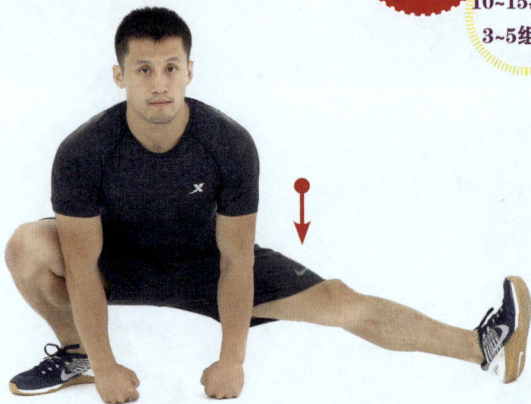

注意事项

控制好力度，避免拉伤。

动作益处分析

肌肉的收缩和拉伸，可以促进前列腺的血液循环。

拉伸腹股沟和背部

1 ≫ 坐姿，屈膝、屈髋，双脚脚掌相对，躯干挺直，双手握脚。

2 ≫ 双手抱头的后部，缓慢发力向下按压头部，使背部弯曲，保持3~5秒，按规定次数完成动作。

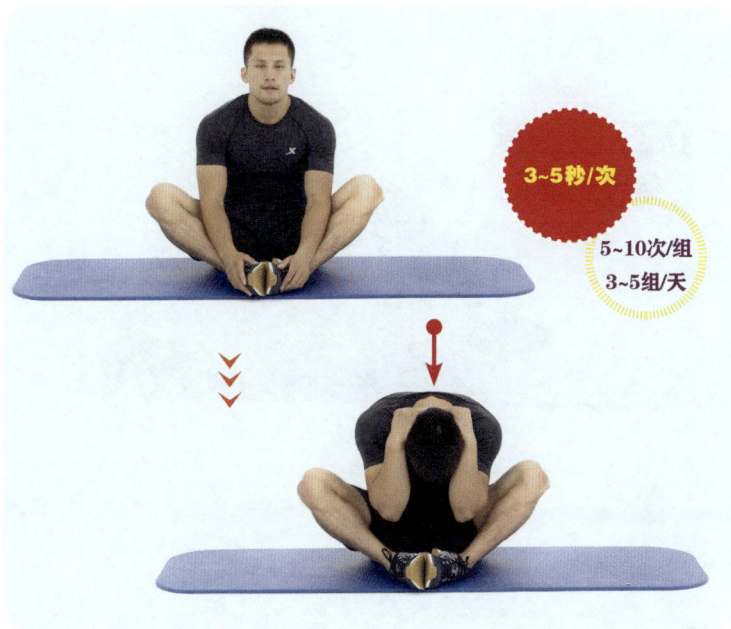

3~5秒/次

5~10次/组
3~5组/天

第 5 章 改善练习

注意事项

不要强迫双脚脚跟靠近身体，找到舒服的姿势，能拉伸腿部内侧和背部即可。

动作益处分析

拉伸腹股沟周围肌肉能改善肌肉的紧张感，锻炼肌肉的伸展能力。

仰卧－牵拉梨状肌训练

1 仰卧，双腿屈曲，目标侧脚抬起交叉放于对侧腿的大腿上，呈 "4"字形，双手交叉抱住非目标侧腿的大腿。

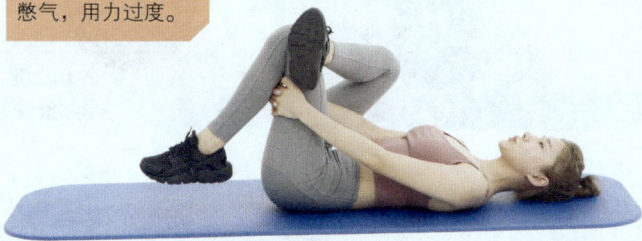

易出现错误
憋气，用力过度。

注意事项

若在拉伸过程中感受到轻微疼痛，尽量不要中断，应坚持拉伸或减小拉伸幅度。

2 ≫ 双手松开，交叉抱住非目标侧腿的小腿，将非目标侧腿的小腿拉向胸部至梨状肌有中等程度的牵拉感。保持5~10秒，回到起始姿势，完成规定次数。换另一侧做同样动作。

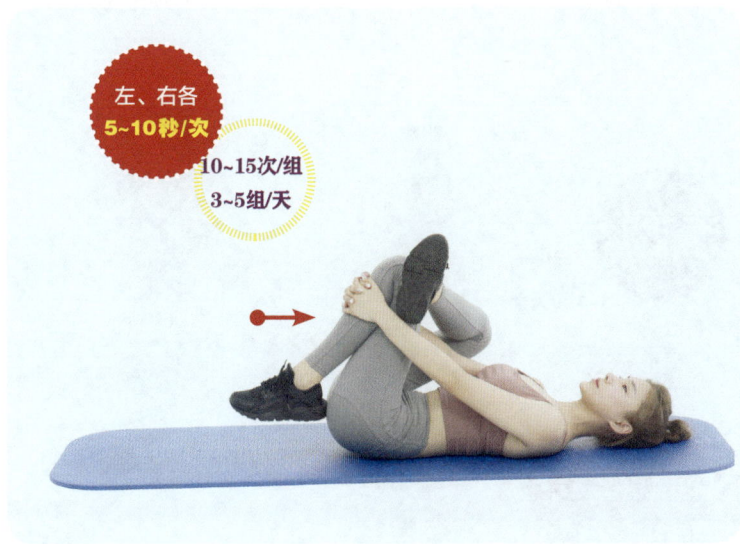

左、右各
5~10秒/次

10~15次/组

3~5组/天

动作益处分析

　　缓解局部肌肉僵硬，减轻久坐导致的肌肉劳损，有利于臀部和下肢的血液循环，缓解坐骨神经痛。

踝关节灵活性训练

1 ▷ 双脚平行站立，与肩同宽，脚尖朝前，双腿伸直，**臀部收紧**，挺胸抬头，目视前方，下颌收紧，双臂自然下垂。

2 ▷ 双手叉腰，一侧腿**抬起至与地面呈45度**，另一侧腿支撑，保持躯干稳定。抬起腿的**踝关节按照顺时针方向**做360度旋转。左右两侧交替进行，重复规定的次数。

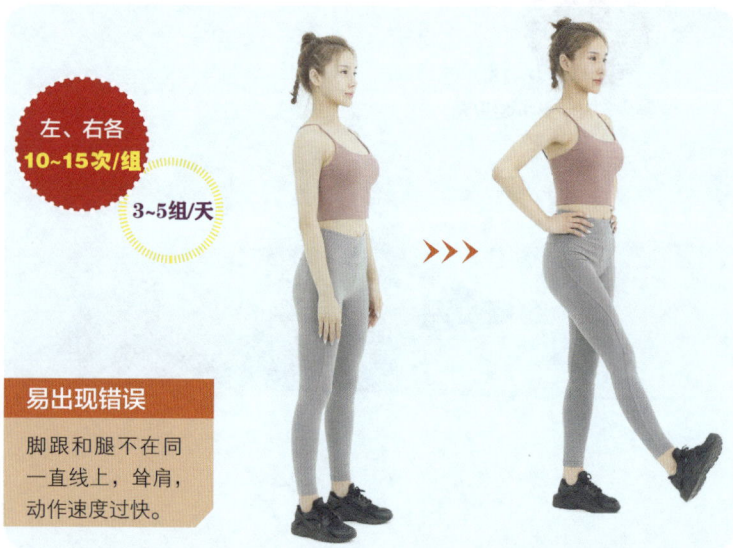

左、右各
10~15次/组

3~5组/天

易出现错误

脚跟和腿不在同一直线上，耸肩，动作速度过快。

注意事项

保持均匀呼吸，避免憋气。

动作益处分析

加速下肢的血液循环，防止下肢静脉血栓。

高抬腿

1 ⟫ 双脚平行站立，与肩同宽，脚尖朝前，双腿伸直，**臀部收紧**，挺胸抬头，目视前方，**下颌收紧**，双臂自然下垂。

2 ⟫ **身体微微向前倾斜**，快速向前高抬左腿，右腿向后蹬地发力，脚跟抬起，**双臂充分向相反方向摆动**。左右两侧交替进行，重复规定的次数。

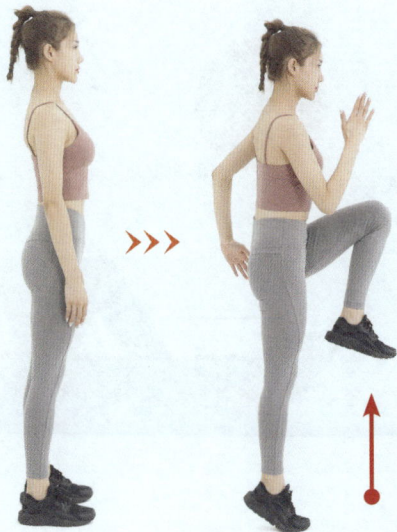

易出现错误

耸肩，弯腰驼背。

10~15次/组

3~5组/天

注意事项

保持均匀呼吸，避免憋气。

动作益处分析

促进下肢血液和淋巴的循环，有利于下肢肿胀的消退。

坐姿－脚尖屈伸训练

坐姿，双臂伸直支撑于垫面，右腿屈膝，右脚撑地，左腿伸直，筋膜球置于左腿小腿下方靠近踝关节的位置。保持身体姿势不变，左脚脚尖反复进行屈伸运动。重复规定次数后，换另一侧进行该动作。

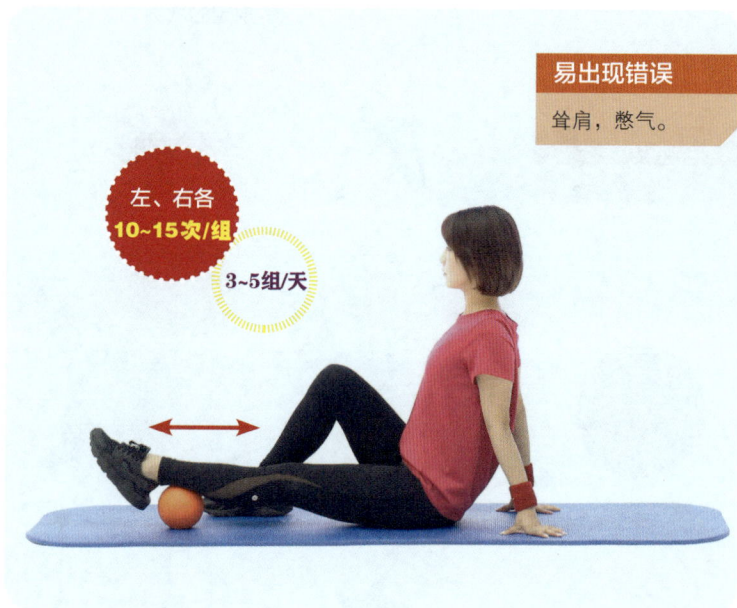

易出现错误

耸肩，憋气。

左、右各
10~15次/组

3~5组/天

注意事项

吸气时，勾脚尖；呼气时，绷脚尖。脚尖尽量向远处伸，保持一定时间后回勾。

动作益处分析

脚尖主动屈伸，使下肢肌肉收缩，促进静脉血液回流，减轻水肿。

颈屈肌激活

1 坐在凳子上，双脚与肩同宽，双手放于膝盖上，背部挺直，头部保持中立位。

2 头部缓慢向前推至最前端，再缓慢向后拉至头部与背部呈一条直线，保持3~5秒，回到起始姿势，完成规定次数。

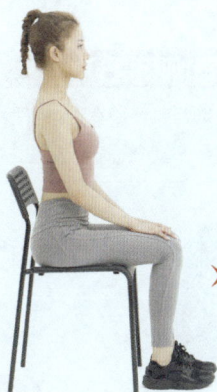

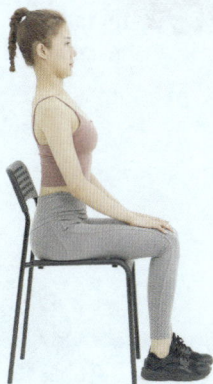

易出现错误

骨盆前倾，弯腰驼背，憋气。

3~5秒/次

10~15次/组
3~5组/天

注意事项

注意抬头挺胸，避免含胸驼背。

动作益处分析

激活颈部、背部、腰部和腿部的肌肉，配合呼吸，有效改善颈部前伸。

下犬式拉伸

1 身体呈四点支撑姿势，双手与双脚撑地，**双臂、双腿伸直且间距大于肩宽**，髋部屈曲，整个身体呈倒 V 形。

2 保持躯干平直、四肢伸直，**肩部向腿部靠拢至最大限度**，保持3~5秒，回到起始姿势，完成规定次数。

3~5秒/次

10~15次/组
3~5组/天

易出现错误

头部与躯干不在一条直线上。双脚脚跟离开垫面。

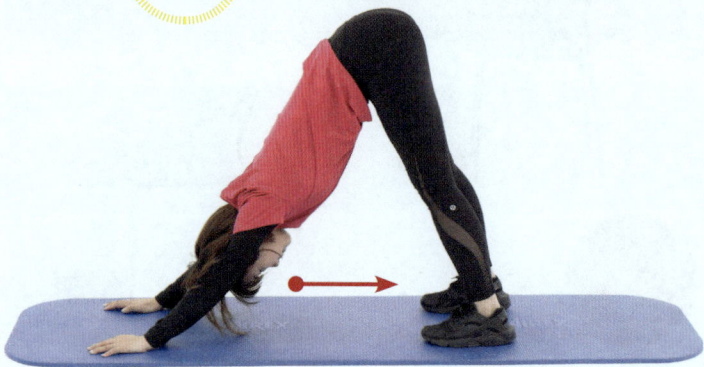

注意事项

禁止有严重背痛、腰椎受限、患骶髂关节疾病的人练习此动作。

动作益处分析

保护腰椎，增强肩颈部肌肉力量，改善劳损状态。

靠墙站立

靠墙站立，**双腿并拢**，脚尖朝前，双手紧贴双大腿外侧。主动将**头、肩、臀、小腿、脚跟紧贴墙面**，**使骨盆有后倾的动作**。保持1~2分钟，完成规定时间。

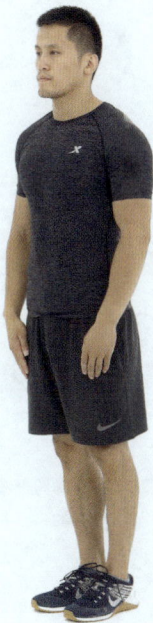

1~2分/次

5~8次/组
3~5组/天

易出现错误

脚尖未朝前，向前挺肚子，憋气或呼吸不顺畅。

注意事项

站立时间不应过长，光脚或是穿舒适的平底鞋站立。

动作益处分析

对矫正骨盆前倾有辅助作用。

原地踏步

1 》 站姿，双脚并拢，**腰背挺直**，双臂自然放在身体两侧。

2 》 一条腿**屈髋、屈膝至大腿与地面平行**。同侧手臂向后摆动，对侧手臂向前摆动。然后将抬起的腿放回起始姿势，换至对侧重复以上步骤。连续踏步2~3分钟。

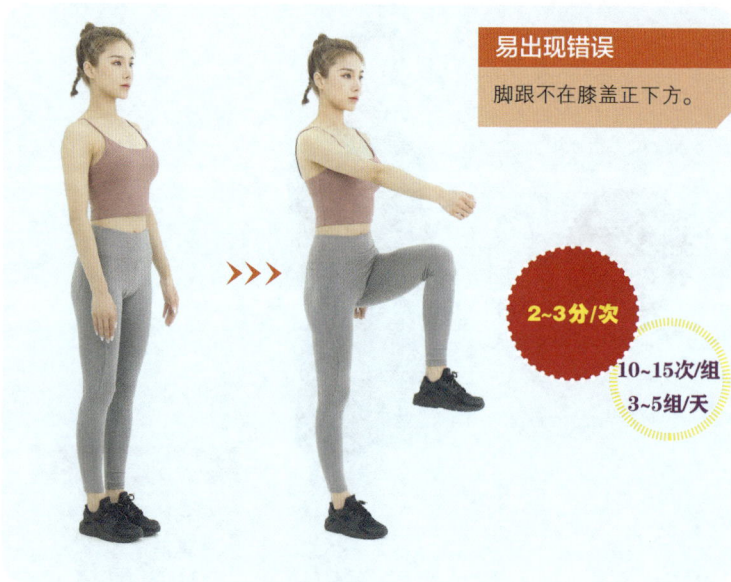

易出现错误

脚跟不在膝盖正下方。

2~3分/次

10~15次/组
3~5组/天

注意事项

匀速踏步，并注意抬腿和落地的过程中，保持均匀呼吸。

动作益处分析

促进臀部和会阴部的肌肉运动，促进血液循环，有利于缓解慢性前列腺炎和水肿等症状，促进恢复。

开合跳

1 》 双脚平行站立，与肩同宽，脚尖朝前，双腿伸直，臀部收紧，挺胸抬头，目视前方，双臂自然下垂。

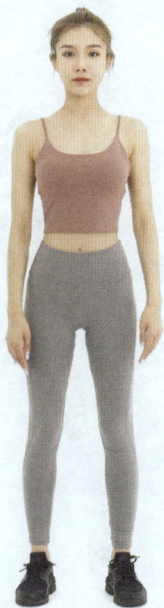

易出现错误

跳跃过程中，膝盖内扣，双手在身体前面击掌。

注意事项

跳跃中避免憋气。

2 ≫ 快速垂直跳起，双腿张开，手臂迅速上摆至头顶，双手击掌，身体充分伸展。脚尖先着地迅速过渡到全脚掌，并屈膝、屈髋落地缓冲，准备再次起跳。完成规定次数。

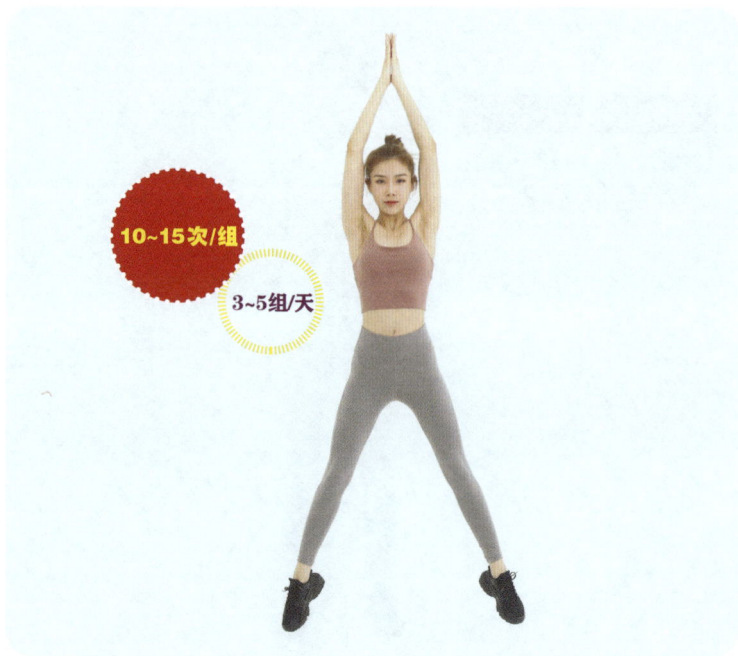

10~15次/组

3~5组/天

动作益处分析

缓解前列腺炎症，促进前列腺功能的恢复，改善全身的血液循环。

全身舒展

1 » 双脚分开站立，比肩略宽，脚尖朝前，双腿伸直，臀部收紧，下颌收紧，屈髋俯身90度，核心收紧，腰背挺直，双臂自然下垂，再在小腿前完成交叉动作。

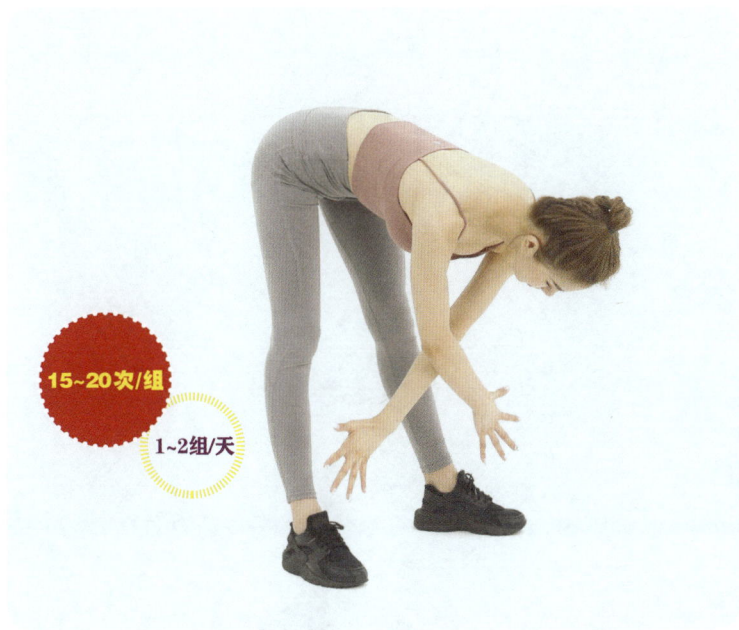

15~20次/组

1~2组/天

注意事项

腰背挺直，俯身速度不宜过快。

2 ≫ 起身伸髋，身体直立，双手伸直，由两侧伸展至头顶，在头顶做交叉动作。重复规定的次数。

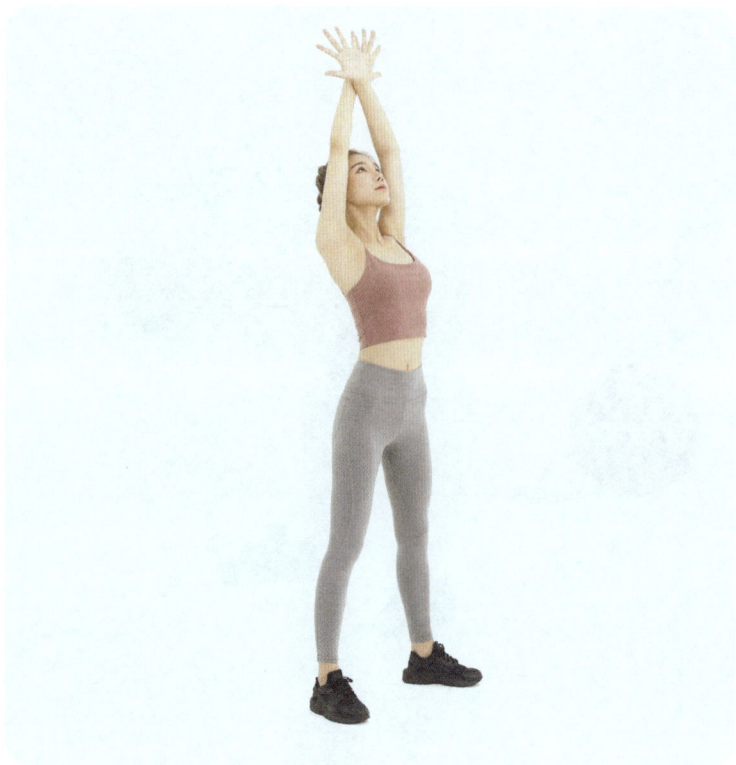

动作益处分析

充分拉伸背部和腿部肌肉，增强人体的协调性和灵活性。

原地慢跑

1 ≫ 站姿，双脚开立与肩同宽，**腰背挺直**，双臂自然放在身体两侧。

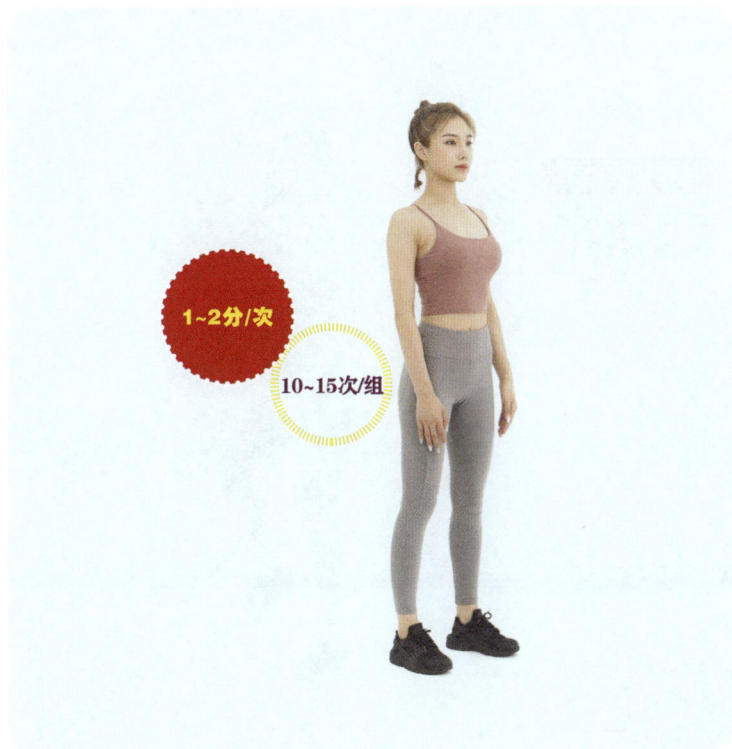

1~2分/次

10~15次/组

注意事项

保持均匀呼吸，避免憋气。

2 ≫ 一条腿屈髋屈膝，将脚抬起至对侧踝关节上高度。同侧手臂弯曲向后摆动，对侧手臂弯曲向前摆动。另一条腿膝部微屈。然后将抬起的腿放回，换对侧做相同动作。完成规定时间。

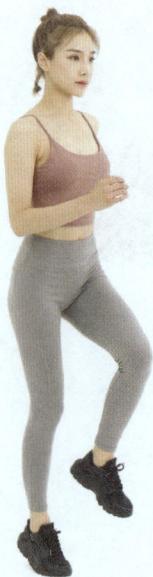

易出现错误

同手同脚，耸肩驼背。

四方向纵跳

1 站姿，双脚并拢，脚尖朝前，双手贴于大腿外侧。

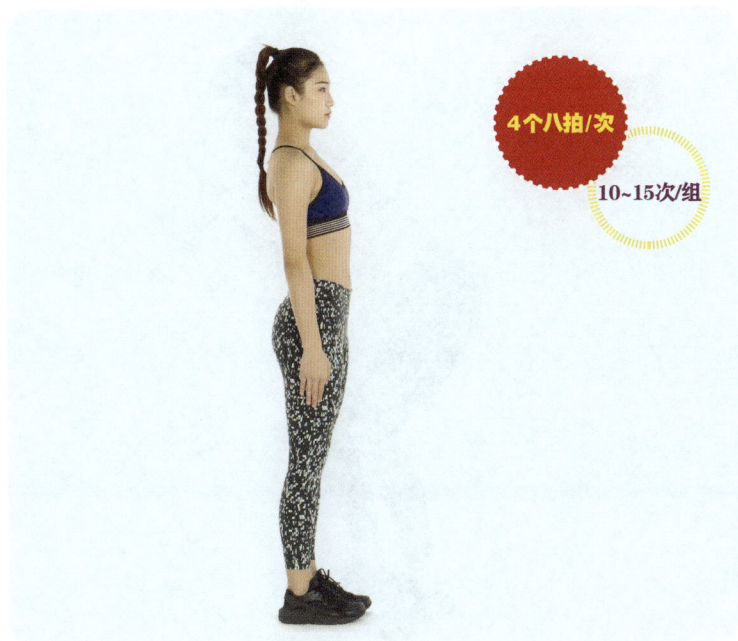

4个八拍/次

10~15次/组

动作益处分析

加速全身的血液循环，改善心肺功能。

2 ≫ 双腿发力，向右侧跳，落地时双臂屈曲，髋关节、膝关节屈曲，双脚分开，脚尖先触地，脚跟再落地。恢复起始姿势，向左侧跳。恢复起始姿势，向前侧跳。恢复起始姿势，向后侧跳。完成规定次数。

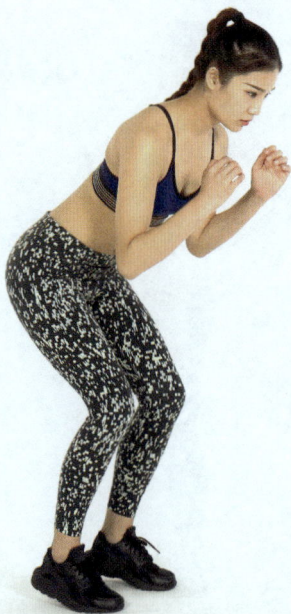

易出现错误
落地时未屈髋屈膝。

高抬腿跳绳

1 》 站姿，双脚距离约同肩宽。臀部收紧，挺胸抬头，目视前方，下颌收紧，双臂自然下垂。

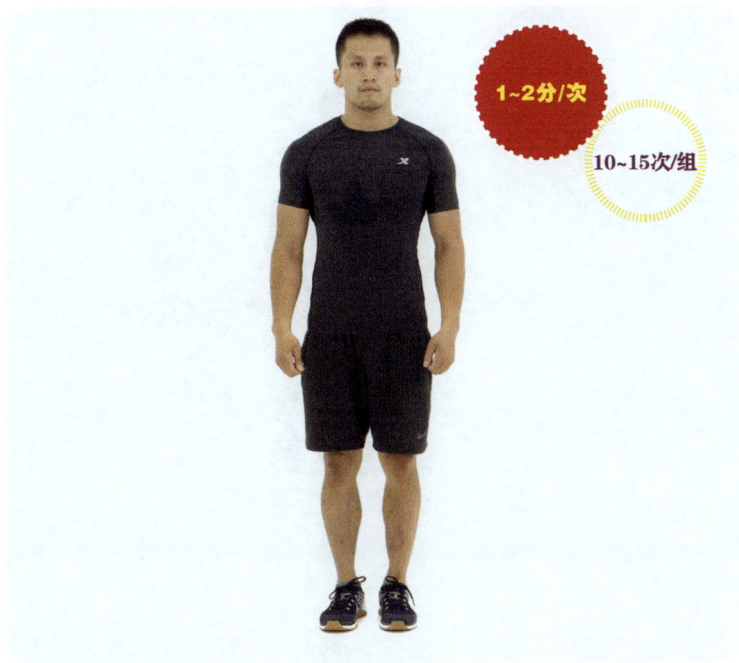

1~2分/次

10~15次/组

注意事项

保持核心控制，微微收下腹，夹臀，膝关节放松，感受整体下肢弹性。

2 ≫ 身体微微前倾，快速高抬左腿，同时右腿蹬地发力，随后交换为快速高抬右腿，同时左腿蹬地发力。双臂在身体两侧同时模拟摇绳。

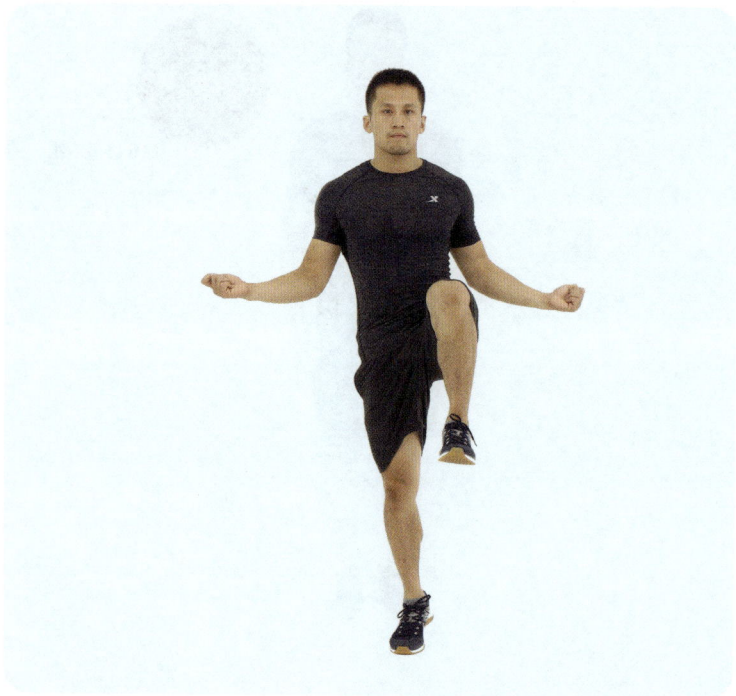

◣ 动作益处分析

加速全身的血液循环，改善心肺功能。

登山跑

1 俯卧撑于垫上，躯干保持挺直，双臂伸直置于肩关节正下方，双腿并拢，身体呈一条直线。

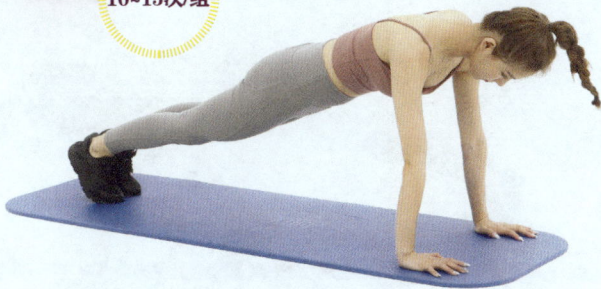

1~2分/次

10~15次/组

注意事项

保持双手撑地；保持均匀呼吸，避免憋气。

2 》 腹部收紧，一侧腿快速屈髋屈膝至同侧手臂斜后方，向后伸直的同时另一侧腿屈膝屈髋至同侧手臂斜后方，反复交替。按规定时间完成动作。

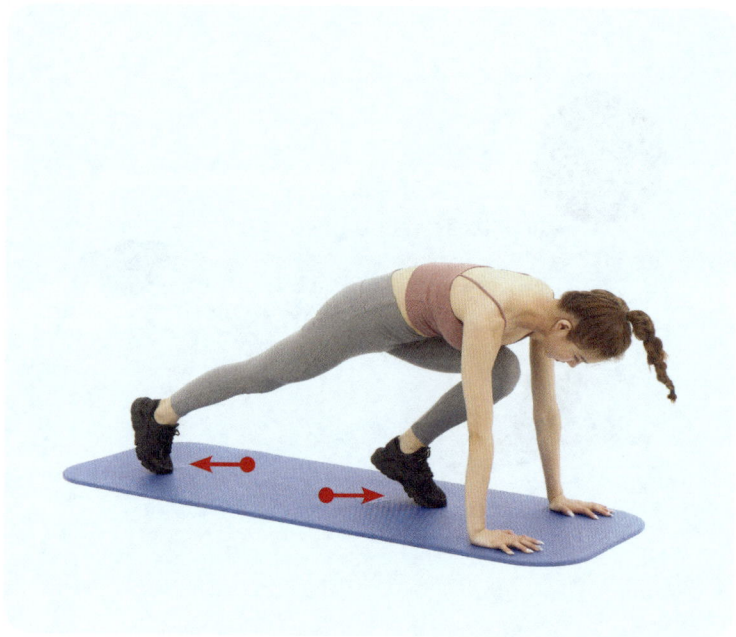

动作益处分析

加速全身血液循环，防止下肢静脉血栓。

最伟大拉伸

1 ≫ 双脚并拢站立，背部平直，腹部收紧，双臂自然垂于身体两侧。一只脚抬高至大腿约与地面平行，向前跨步成弓步。

2 ≫ 俯身，跨步脚的对侧手支撑于地面，另一侧手臂向上打开，眼睛看指尖，两臂呈一直线。换至对侧重复以上步骤。重复规定次数。

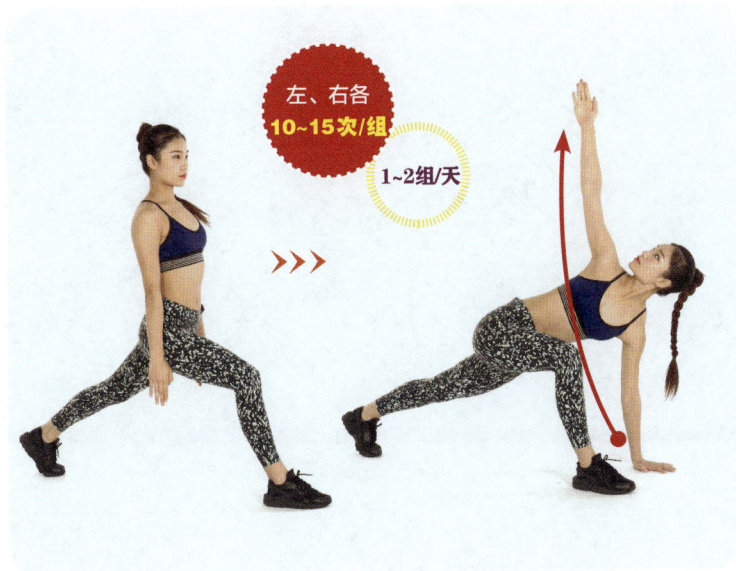

左、右各
10~15次/组
1~2组/天

>>>

注意事项

保持均匀呼吸，避免憋气。

动作益处分析

充分拉伸背部和腿部肌肉，增强人体的协调性和灵活性。

第 6 章

运动方案

针对程序员容易出现的多种身体健康问题，本章给出一系列相应的运动方案，每个方案包含数个与健康主题相关的动作，并给出动作的次数、组数、时间等以供参考。程序员可借鉴这些方案来进行健身。

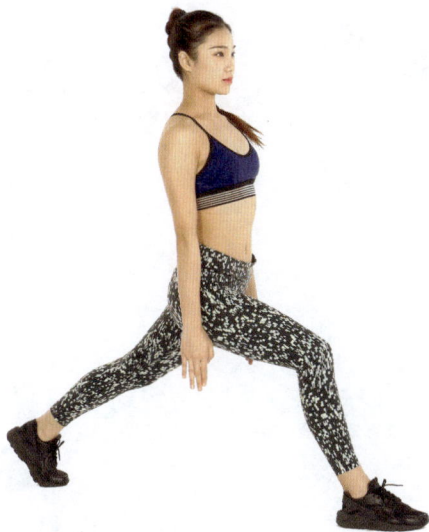

工作一段时间后，不妨拉伸一下肩颈、腰背肌肉

颈部转动

➡ P74

每组：左、右各 15~20 次
每天：3~5 组

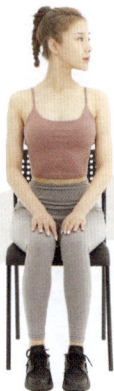

全身舒展

➡ P151

每组：15~20 次
每天：1~2 组

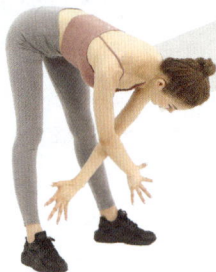

上背部拉伸

➡ P93

每组：10~15 次
每天：3~5 组

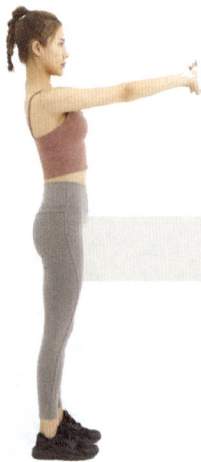

注意事项

根据自身情况拉伸，以免用力过度导致拉伤。保持正常呼吸，避免憋气。日常工作和生活中，要注意保持良好的坐姿、站姿、躺姿。另外，若本身有肩颈、腰背部病史，在拉伸时更要量力而行，循序渐进。

长时间以一固定的姿势坐在办公桌前不动，肩颈、腰背就会感觉僵硬、酸痛，不自觉出现颈部前伸、圆肩驼背等。在工作一段时间之后，简单的拉伸既能缓解肩颈、腰背的不适，还能避免形成不良体态、改善血液循环、放松肌肉、增加肌肉的弹性、预防劳损等。

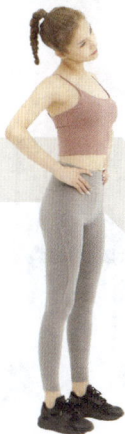

颈部旋转运动

→ P50

每次：3~5秒
每组：10~15次
每天：3~5组

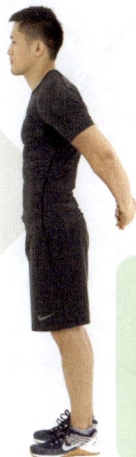

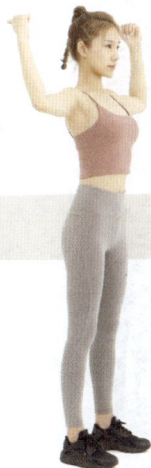

肩部拉伸

→ P59

每次：3~5秒
每组：10~15次
每天：3~5组

站姿-肩部激活

→ P67

每次：3~5秒
每组：10~15次
每天：3~5组

起身泡完茶水，别忘了拉伸手指、手臂、手腕肌肉

手指对抗伸展

➡ P100

每组：15~20次
每天：3~5组

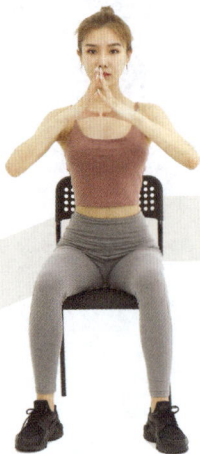

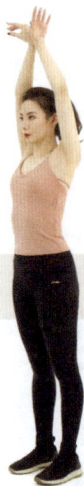

手指舒展

➡ P101

每次：3~5秒
每组：10~15次
每天：3~5组

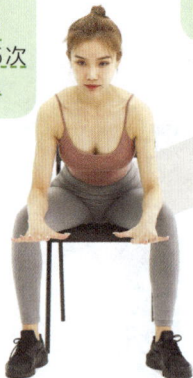

手臂起落

➡ P79

每组：15~20次
每天：3~5组

注意事项

若手指、手腕、手臂已有明显的不适或在练习过程中感到不适，应减小强度或停止练习。练习时，切忌用力过猛、过大，动作幅度可由小变大，避免关节损伤。

166

由于程序员需要经常坐在计算机前办公，上肢长时间处于固定状态，并且频繁地使用键盘和鼠标进行敲代码等一些机械动作，可能会出现手指、手腕、手臂的肌肉和关节酸痛、紧张、僵硬等不适症状，久而久之就会出现"键盘手""鼠标手"，逐渐影响正常的生活和工作。为了避免上述情况的发生发展，程序员需要进行能够放松手指、手腕、手臂的动作。做这些动作时不需要任何器械，随时随地即可进行，能够有效缓解、改善三个部位的不适现象。

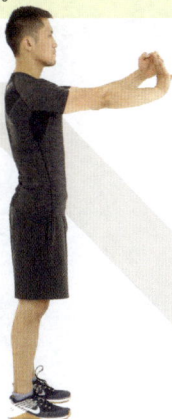

手腕屈伸-被动拉伸训练

➡ P103

每次：左、右各
3~5秒
每组：10~15次
每天：3~5组

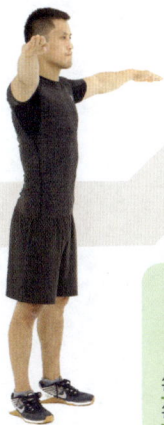

手腕旋转

➡ P97

每组：15~20次
每天：3~5组

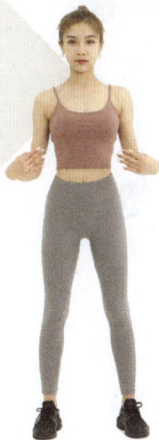

手臂画圈

➡ P80

每组：15~20次
每天：3~5组

每周都要安排改善心肺功能的练习

开合跳
→ P149
每组：15~20次
每天：3~5组

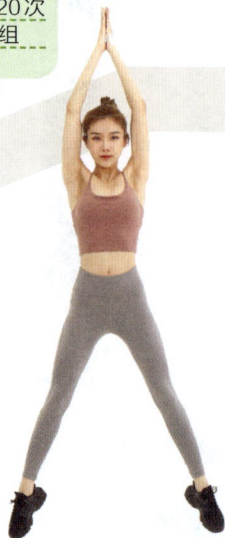

原地慢跑
→ P153
每次：1~2分钟
每组：10~15次

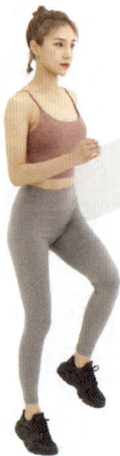

游泳
每天：30~60分钟

注意事项

要循序渐进，也要保持连续性，注意运动的强度和时间；运动过程中，保持正常呼吸，避免憋气。

程序员工作的特殊性，使这一群体经常久坐或加班，缺乏运动，长此以往身体机能逐渐下降。这些练习动作能提高其身体素质，增加肺活量，改善心脏功能，降低静息心率，进而提高机体的有氧运动能力；另外，还能增强抵抗力，降低慢性疾病发生发展、猝死的风险。

四方向纵跳

→ P155

每次：4个八拍
每组：10~15次

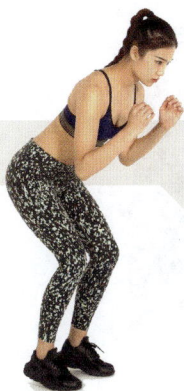

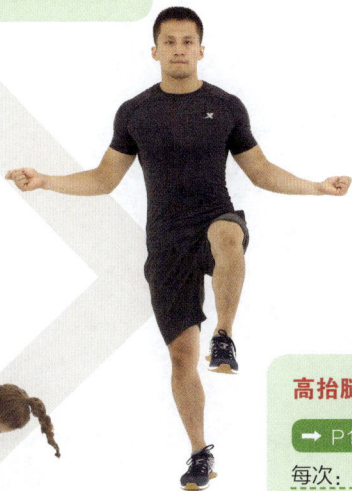

高抬腿跳绳

→ P157

每次：1~2分钟
每组：10~15次

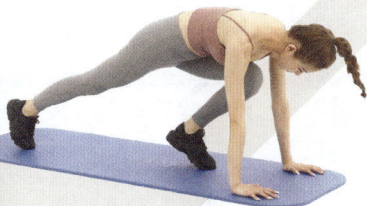

登山跑

→ P159

每次：1~2分钟
每组：10~15次

睡前做全身拉伸操

站姿–手臂上举拉伸

➡ P102

每次：2~3秒
每组：10~15次
每天：3~5组

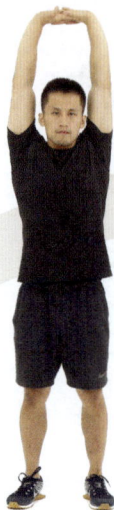

全身舒展

➡ P151

每组：15~20次
每天：1~2组

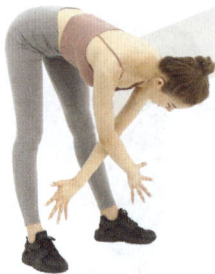

最伟大拉伸

➡ P161

每组：左、右各10~15次
每天：1~2组

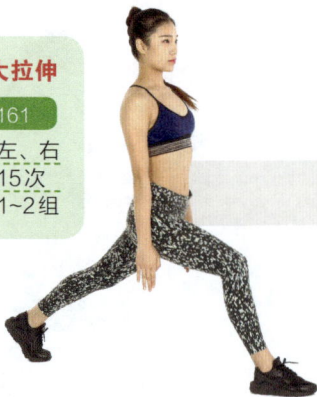

注意事项

在拉伸时需要注意力度，根据自身情况，不要强迫自己完成标准动作，应循序渐进，适度拉伸，避免拉伤肌肉和韧带。

睡前拉伸能够缓解身体疲劳，提高睡眠质量，提高身体柔韧性等。白天工作时间长、久坐不动，在睡前通过适当的拉伸来放松全身的肌肉，能够缓解身体的疲劳感和酸痛感，增加关节和肌肉的灵活性。另外，白天工作的紧张情绪和氛围，会使身体和精神处于紧绷的状态，全身拉伸能够释放、宣泄紧张情绪，放松身心，促进睡眠。

婴儿式

→ P95

每次：3~5秒
每组：10~15次
每天：1~2组

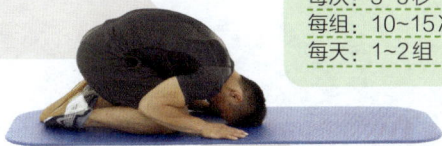

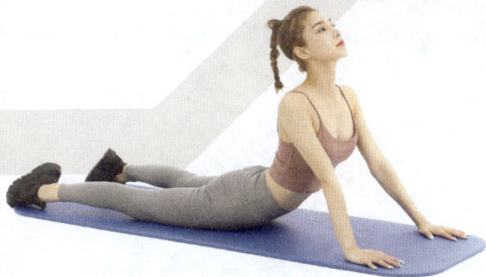

拉伸腹股沟和背部

→ P139

每次：3~5秒
每组：5~10次
每天：3~5组

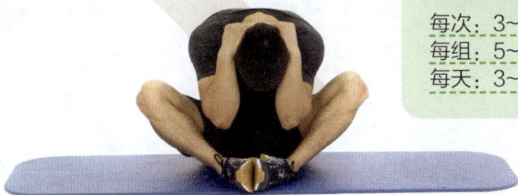

俯卧-腹部拉伸

→ P132

每次：3~5秒
每组：10~15次
每天：1~2组

第 7 章

日常生活姿势图鉴

除了关注工作姿势外，程序员还要关注日常生活中的常用姿势，如开车姿势、看手机姿势、看电视姿势、睡觉姿势、搬运重物姿势等。姿势正确可以保持体态健康，减少造成异常体态的因素，让身体远离病痛侵扰。

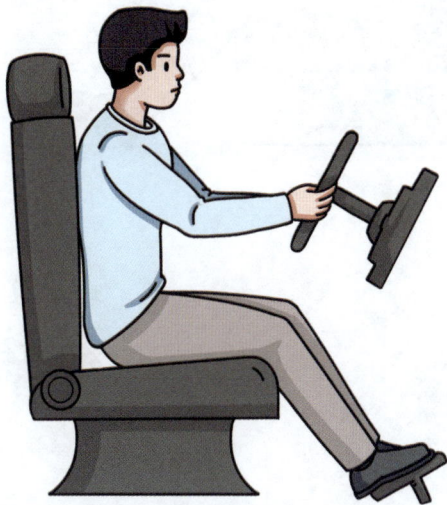

开车

正确的驾驶姿势不仅能减轻因长期驾驶产生的疲惫，更能使我们身体有所舒展。

❌ **错误姿势**

颈部肌肉产生代偿

腰部肌肉产生代偿

双手紧抱方向盘，这些都是错误姿势。

膝关节距离仪表盘过近。

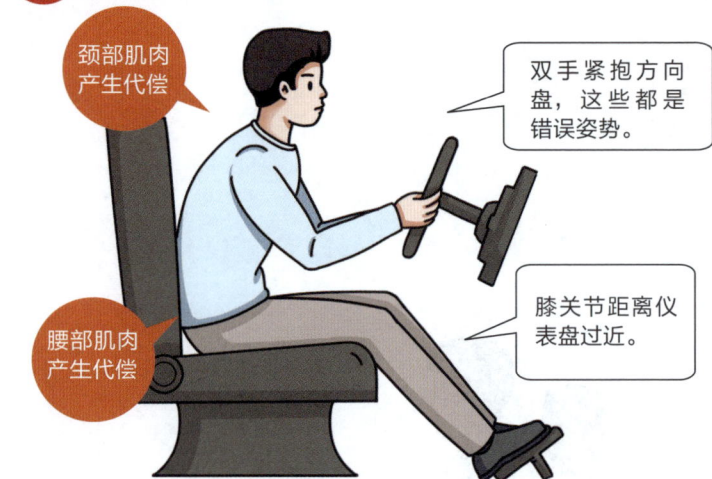

其他错误姿势

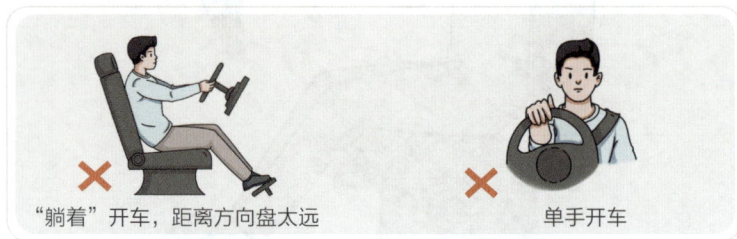

❌ "躺着"开车，距离方向盘太远

❌ 单手开车

✅ **正确姿势**

头部端正，微收下颌，颈部肌肉自然放松。

两眼平视远方及两侧。

两手自然握持方向盘边缘的左右两侧，肘部有一定放松，保证手握3点、9点方向。

背部尽量保持在90度和110度角度间为宜。

身体对正方向盘中心

安全带的高度不可低于肩部，最好高出5~10cm，并保证系上安全带后，安全带经过右侧锁骨。

方向盘的下端与大腿之间要留有约20厘米的空隙。

调整座椅高低、远近，调整靠背、头枕。

右脚以脚跟为支点，脚掌轻踩加速踏板，左脚自然地放在离合器踏板右侧的地板上，以支撑和平衡人体。

背包、搬重物

背包、搬重物时注意自己的姿势，减小身体负担，避免身体损伤。

❌ 错误背包姿势

长期单肩背包。

包过重，导致头前伸、身体前倾。

将双肩包背在身体前面，会造成身体后仰，增大腰部压力。

背双肩包，肩带过短或过长，都易增加肩颈、腰部的不适感，更费力。

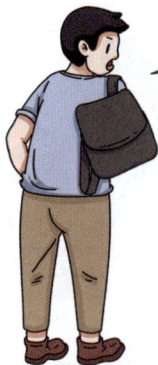

✅ 正确背包姿势

单肩背包时，可适当调长肩带，斜挎背。若不能斜挎，可调短肩带，以平衡身体两侧。

包的总重量尽量不超过体重的10%，最多不超过体重的20%；而体重过轻的人，包的重量应该相对减轻。

背双肩包时，确保左右的肩带长度一致，且背包的底部至少在臀部上方3厘米处。

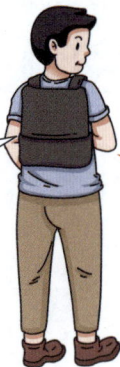

❌ **错误搬重物姿势**

单侧抱重物。

重物远离身体。

弯腰搬重物，突然起身。

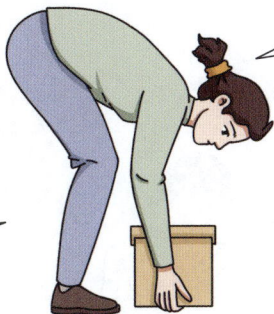

当搬重物时，靠扭转腰部来变方向。

从高处搬或移动重物时，勉强踮脚仰头。

✅ **正确搬重物姿势**

保持腰部挺直，不要扭动身体，抓紧重物。

重物过多时，应采取"小重量、多次数"的方式进行，避免损伤。

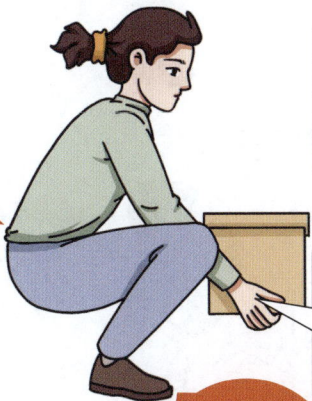

从高处搬或移动重物时，应借助椅子或箱子，避免被砸伤、拉伤等。

尽量靠近、面向重物，缩短与重物的距离，即减小向前弯腰的幅度。

下蹲，双脚站稳，收紧腹部。起身时双腿用力。

看手机 ▶

看手机、电视时注意自己的姿势，避免身体僵硬，更好地享受娱乐生活。

❌ **错误看手机姿势**

> 低头、长时间看手机，造成颈部肌肉紧张。

> 双眼距离屏幕过近或过远，都会对双眼有不好的影响。

> 黑暗环境或强光下看手机，会对眼睛产生危害。

> 平躺、侧躺、趴着看手机都影响视力。

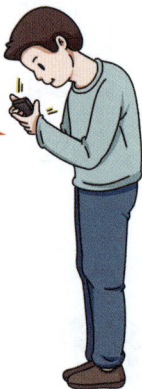

✅ **正确看手机姿势**

> 在适宜的光照环境下看手机，手机屏幕亮度调节至舒适程度。

> 手机屏幕与双眼的距离在50厘米左右，屏幕中心在水平视线下方30度左右为宜。

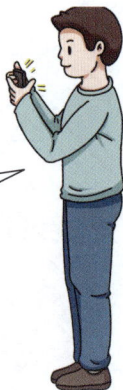

> 如果坐下看手机，要选择舒适的座椅，使背部靠在椅背上，保持脊柱每个节段的正常生理曲度。

睡觉

睡觉姿势不正确会使肩颈疼痛，让我们一起看看正确睡觉姿势是什么样的。

✅ **正确睡觉姿势**

> 枕头的高度适中，为一个拳头竖放时的高度；枕头硬度适中；应让头部、颈椎一并置于枕头上。

> 可在膝盖下方或小腿处垫一个垫子或枕头，以利于腰部维持正常的生理曲度，保持良好的睡眠质量。

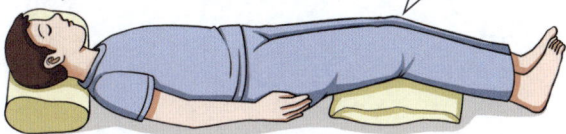

> 侧卧时，双腿并拢微屈，身体放松，可在双腿之间夹一个垫子或枕头。

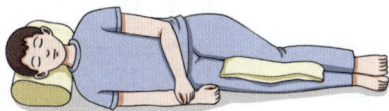

注意事项

睡觉时，不要出现以下情况。

（1）枕头太高，仰卧或侧卧时颈椎过屈，易损伤中段颈椎。

（2）枕头太低，仰卧或侧卧时颈椎过伸，易损伤上段颈椎。

（3）俯卧睡觉，不仅影响呼吸还会加重心脏负担。

（4）蜷缩着睡觉，会造成背部和颈部的不适。